« Le Guide de Vie sur terre » fut créé afin d'accueillir les prochaines générations en pleine conscience de la raison d'exister de l'humain ici sur Gaïa. Il est un résumé du « Recueil des Connaissances Spirituelles Universelles ».

Venir apprendre dans la matière tel est notre seule et unique responsabilité.

Voici le guide adapté selon l'évolution de l'âme et du développement du corps humain.

Les bénéfices monétaires découlant de la distribution de ce guide seront entièrement versés à la Fondation Boréalis afin de supporter le développement des sanctuaires de Gaïa et ses centres de Bien-être.

La renaissance d'un monde pur, authentique à notre profonde image divine. Transformer les habitudes inconscientes malveillantes en actions, en pleine conscience de leurs répercussions, motivées par la bienveillance et le respect de ce qui Est.

La naissance d'un nouveau monde terrestre émerge. Soyons des acteurs, des Piliers de Lumière vivant de par le cœur, notre essence divine originelle, notre âme dans le moment présent avec gratitude, humilité, dans le lâcher-prise, l'acceptation de ce qui Est tel qu'il Est, dénué du désir de contrôle de notre égo ou de notre intellect, dans l'abandon total et la foi en la force de l'Amour inconditionnel qui régit le tout de l'Univers et nous unit dans nos différences parfaites.

Nous ne sommes qu'Un, ayant les mêmes valeurs d'amour, de paix, de sérénité, d'équité, de respect, de conscience, de joie, de bonheur, d'incarnation de notre Âme, de notre Essence ici, au paradis, pour un bref moment. Joignons les rangs et inversons la tendance pour que nos Lumières soient le reflet de notre âme.

L'entraînement et la reprogrammation, débutent ici avec notre courage, notre bravoure de guérir nos blessures, de reprendre les rênes, la responsabilité de nos vies en mettant notre intellect et notre égo au service de l'évolution de notre essence, notre cœur, notre âme.

Bon courage mes Sœurs et mes Frères pour accueillir et guider les futures générations.

Je vous aime du plus grand, et du plus pur des amours qui SOIT.

Nul n'est parfait, car c'est LE but de notre éternité, de notre évolution. Tendre à devenir la plus pure version de NOUS, de notre essence originelle, notre âme, sans influence extérieure, sans compromis, mais en vivant le plus d'expériences dans différentes densités afin de nous définir, d'évoluer, d'apprendre, nous découvrir en lisant les résonnances fréquentielles énergétiques, leurs taux vibratoires avec toutes leurs subtilités et teintes.

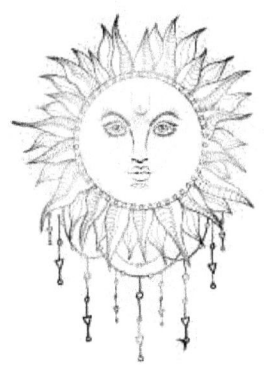

Notre nouvelle langue « uni-vers-elle », avec Gaïa, sera le langage des vibrations ressenties et émises. Le guide d'apprentissage de la langue des vibrations devrait être disponible au printemps 2024.

Ce guide nous offre des outils adaptables pour accompagner notre ascension et créer aujourd'hui le monde terrestre de demain qui se vivra en 5e densité/dimension, la fréquence des hautes vibrations : amour, compassion, empathie, pardon, reconnaissance, admiration, béatitude. Seuls ceux qui atteindront ce niveau d'évolution peupleront le paradis terrestre et y vivront en parfaite harmonie avec ce qui y Est.

Le terme « Guerrier » est employé dans ces écrits afin d'imager la rigueur de l'entraînement que nous devons entreprendre dès aujourd'hui. S'autodiscipliner quotidiennement pour enregistrer/programmer ces enseignements dans chacune de nos cellules afin de reprendre le contrôle de nos vies, se responsabiliser en pleine conscience de notre rôle dans le moment présent, de notre essence, de nos valeurs et de nos croyances qui déterminent qui nous sommes purement et authentiquement. En nous reprogrammant de la sorte, nous allons changer le cours de nos vies, rediriger, aligner notre instinct, nos mécanismes à notre essence pure.

Cela fait des millénaires que l'on nous programme dès l'état de fœtus à un système de dualité, de caste hiérarchique, de gagnants et de perdants, d'hommes et de femmes, de bien et de mal, de différentes races, couleurs de peaux, de croyances religieuses, de façons de penser, de façons de voir/percevoir la vie, comment vivre ou ne pas vivre nos émotions, quel doit être le but, le sens de la vie.

Mais rien de cela n'est réel, nous sommes tous égaux et nous sommes 8 milliards d'humains différents, uniques et parfaits ayant notre propre chemin de vie, nos propres caractéristiques, notre propre essence.

Ce guide est une entrée en matière résumée pour les différentes explications sur : l'âme, l'esprit, notre karma, nos chakras, les vibrations et leurs répercutions, notre raison d'exister dans la matière sur terre, une inspiration, une compilation d'exercices de pratique de la méditation, les mudras, les mantras, la pratique du yoga, la guérison des blessures de l'âme, les émotions et leurs rôles dans la compréhension de qui nous sommes, de connaissances, de savoir, de sagesse. Afin d'élever notre conscience, nous éveiller, reconnecter avec notre Moi Supérieur, reconnecter avec notre enfant intérieur et prendre conscience de notre rôle, notre mission d'âme. « Le Recueil des Connaissances Spirituelles Universelles » est la version détaillée explorant en profondeur ces thèmes.

Il est de notre responsabilité de l'adapter à notre Essence, devenons **notre propre Maître** de **notre** vie dans **notre** plus pure expression.

Aucun établissement d'enseignement actuel ne sera adapté à notre réalité de qui nous sommes, de nos besoins, de notre rythme d'apprentissage, de l'ordre dans laquelle nous devons apprendre les leçons et les enseignements, de la façon dont nous apprendrons, du moment où nous sommes le plus aptes à enregistrer des informations, des travaux pratiques que nous devrons faire.

Tous ces établissements ont leurs propres visions, leurs propres croyances, leurs propres essences et aucun de ces établissements ne correspond à un individu en particulier, ils s'adressent en général, à la masse. Le monde de demain offre les outils dès notre naissance afin que l'on trace notre propre chemin d'apprentissage vers notre épanouissement en harmonie avec notre chemin de vie.

C'est maintenant à nous de nous rendre heureux et inspirer les générations futures; c'est à nous de trouver notre bonheur; c'est à nous de trouver la sérénité, la sécurité, la justice, de trouver l'amour pour nous, afin d'être en mesure d'aimer un autre humain entier pour ce qu'il est, et non pas par dépendance ou pour combler un de nos manques, ou par égo ou toutes autres raisons qui ne correspondent pas à notre âme, nos valeurs, notre essence, notre apprentissage évolutif.

La base du concept de responsabilisation et d'ascension repose sur le fait indéniable que « ***tout est muscle*** », il faut pratiquer notre mémoire, notre jugement, notre pleine conscience, notre connexion à notre Moi-Supérieur, notre lâcher-prise, notre intuition au quotidien. Tout comme nous entretenons nos muscles physiques pour garder et accroître notre santé et nos performances physiques, nous devons entretenir nos « muscles » de l'esprit pour garder et accroître notre santé mentale et notre connexion spirituelle. Devenir un « Guerrier de Lumière » défendant NOS frontières.

Toutes activités que l'on reproduit fréquemment, en pleine conscience, dans le détachement de l'égo, avec amour/passion/intérêt nous rapproche de la maîtrise de cette activité : méditer, faire du yoga, cuisiner, pratiquer des sports, dessiner, peindre, écrire, communiquer, aimer, danser, jouer de la musique… S'épanouir!

C'est notre responsabilité, c'est notre vie, notre expérience, nos apprentissages!

« Nul n'est ignorant des Lois Universelles, seulement, il détourne le regard pour se mentir à soi-même car être conscient impose inéluctablement la responsabilisation et donc prendre action. Nous avons été programmés à ne plus prendre action, à déléguer le sort de nos vies et de nos destinées aux mains de ceux qui, eux, ont le courage de leurs valeurs, de foi. »

Les libres penseurs, les libérateurs

Un libre penseur sera toujours perçu comme une personne déficiente mentalement, un fou. La grande majorité des humains sont prisonniers, hypnotisés dans la matrice, et donc, sont fermés d'esprit. Nous avons été profondément conditionnés, programmés à vivre dans la peur, les basses fréquences vibratoires, et tout ce qui peut être une entrave à notre prison mentale est un ennemi.

Lorsqu'on voit une personne éveillée qui pense par elle-même, librement, et qui comprend le jeu de la matrice, notre égo est déclenché. Nous commençons à justifier notre fermeture d'esprit et notre mode de vie en les traitant de fous, de complotistes. Nous irons même jusqu'à défendre ceux qui nous utilisent et nous ont programmés. Le phénomène de la victime qui défend son bourreau…

Nous sommes tellement programmés profondément dans notre inconscient qu'on ne réalise pas que la personne que nous qualifions de « fou » est la personne qui va nous libérer en plantant une graine dans notre inconscient, qui nous mènera à nous remettre en question, remettre en question notre faux mode de vie, nos fausses valeurs programmées et nos croyances inculquées.

Les libres penseurs n'impressionnent personne, ils brisent les croyances d'autrui et parlent la vérité sans s'en soucier.

Le voile se lève sur les grands mensonges!

Le monde s'éveille douloureusement du cauchemar.

Notre choix à tous et chacun :
soit on se rendort ou soit nous devenons un

« Guerrier de la Lumière » en prenant action.

Le passé est derrière et il n'en tient qu'à nous de créer le monde que nous avons toujours désiré au travers de chaque motivation, chaque geste, chaque décision, chaque parole, chaque action future.

Débutons par une déprogrammation, désintoxication, de nos schèmes de pensées, de nos corps physiques, de nos cellules.

1- Mise en Contexte

Tout au long de ma courte existence, j'ai pris conscience que nul n'était outillé pour accueillir les nouvelles âmes qui nous ont choisis pour débuter leur aventure terrestre.

Je vous partage donc les bases à connaîtres et à maîtriser afin de guider les nouveaux arrivants sur Gaïa.

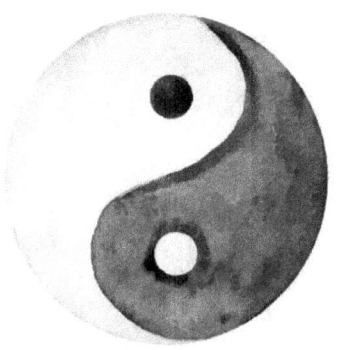

« Tout le monde à une mission dans la vie...
Un don unique ou un talent spécial
à offrir à autrui.
Et lorsque nous mettons ce talent particulier
au service des autres,
Nous connaissons l'extase et l'exultation de notre
propre esprit.
C'est le but ultime de tous les buts. »

Le « Guerrier » ou le « Pilier » de Lumière

Dans notre parcours, nous devons faire preuve de force, de courage, de bravoure, de persévérance, de foi, de sagesse, et ce, sur une très longue période.

- Le nouvel humain sait que toutes les épreuves qui viennent à lui sont là pour lui enseigner quelque chose.

- Le nouvel humain sait que, par moment, il faut savoir se retirer pour guérir les blessures et pouvoir revenir en force.

- Le nouvel humain sait que ses combats ne sont jamais vains, mais qu'ils sont présents pour le rendre encore plus fort et plus sage.

- Le nouvel humain est souvent un Être hors du commun, qui agit en fonction de son cœur et non en fonction de ce que la société ou les autres lui dictent.

- Le nouvel humain est en recherche constante de vérités adaptées à son essence originelle pure.

- Le nouvel humain agit en fonction de son cœur, dans le but de permettre à la justice divine de se manifester.

- Le nouvel humain sait que sa foi ne peut pas toujours être présente, mais il continue d'avancer en sachant que celle-ci reviendra.

- Le nouvel humain reconnaît ses erreurs et cherche à réparer le tort qu'il a causé.

Nous sommes tous une partie de « La Source », Dieu,

la particule originelle à la découverte et à l'évolution de notre Soi-Supérieur, qui expérimentons afin de nous définir sous une infinité d'angles, de vécus, d'expériences, d'émotions.

Qu'est-ce qu'une âme ou une essence originelle?

Notre âme, notre essence originelle, d'un point de vue scientifique, dans la matière, est une sorte d'énergie éternelle composée en partie par nos valeurs, nos connaissances, nos passions, notre savoir, notre sagesse acquise.

C'est le « Je Suis ».

Donc, l'Âme est la somme de tout ce que nous sommes : amour, conscience, expérience, capacité, mémoires, émotions et potentiel, y compris notre immortalité.

Elle est aussi caractérisée par notre provenance : Sirius, Andromède, Pléiade, Cétus, Lyra, Arcturius, Vierge, Orion ou Alpha Draco (plusieurs milliers d'autres « mondes/ civilisations » existent et ils seront tous décrits, révélés lors d'une prochaine parution).

Nos dons et nos particularités psychiques sont aussi propres à notre provenance : télépathie, télékinésie, transmutation, clairvoyance, guérison de l'âme, guérison du corps, guérison des mémoires, guidance, communication, protection, diplomatie, commerce, scientifique, sagesse et connaissances, sans oublier le savoir de l'Univers.

Pourquoi l'astrologie révèle en partie notre essence? Lorsque notre essence, notre âme, prend place dans notre corps physique, autour de 3 mois du stade de fœtus, elle traverse un portail galactique au travers d'une sorte de tunnel énergétique et le chemin de ce tunnel est définit par notre essence qui a choisi les créateurs de son véhicule humain et la mission qu'elle vient accomplir sur terre, « notre chemin/plan de vie ».

On peut comprendre ces cycles comme des classes d'enseignement, des niveaux de maîtrise des connaissances, du savoir sur différents plans, différentes densités, différentes dimensions.

En d'autres mots, l'âme ne désire rien et n'a pas d'attente, elle ne recherche que l'expérience pour son ascension. Elle est immortelle et vit seulement dans le présent. Elle communique physiquement avec vous.

Notre contrat d'âme incarnée sur terre

a- **Nous recevrons 7 corps différents et une conscience endormie** – Nous devrons constamment les réveiller, les développer, les affiner. Acceptons calmement le fait que nous serons dans différentes dimensions en même temps et que le monde entier sera à l'intérieur de nous.

b- **Nous devrons étudier** dans une école appelée Vie sur la planète Terre. Chaque personne et chaque événement est notre professeur universel.

c- Il n'y a pas d'erreur, seulement des **leçons**. Les échecs font partie intégrante du succès. Il n'y a pas de victimes, seulement des étudiants et des enseignants.

d- La **leçon sera répétée** sous diverses formes jusqu'à ce qu'elle soit parfaitement **assimilée**. Si nous n'apprenons pas les leçons faciles, elles deviennent plus difficiles; lorsque nous y arrivons, nous passons à la leçon suivante.

e- Les problèmes **extérieurs** sont le **reflet** exact de notre **état intérieur**. Si nous changeons notre monde intérieur, le monde extérieur changera également pour nous.

f- La **douleur** est le moyen utilisé par l'Univers pour attirer notre attention – quelque chose ne va pas.

g- **Le monde est diversifié**. Ne pas s'accepter et accepter ceux qui nous entourent « tels qu'ils sont » est à l'origine des émotions négatives qui détruisent le corps.

h- Nous saurons que la leçon est apprise lorsque notre comportement et notre attitude envers tout changera. **La sagesse** s'acquiert par la pratique. Un peu de quelque chose vaut mieux que beaucoup de rien.

i- Il n'y a pas de meilleur endroit que « ici ». Lorsque notre « là » deviendra « ici », nous obtiendrons un autre « là » qui nous semblera à nouveau meilleur que « ici ». **Apprécions** ce que nous avons maintenant.

j- **Les autres** ne sont qu'un **reflet** de nous. Nous ne pouvons pas aimer ou détester ce qui se trouve chez les autres si cela ne reflète pas nos propres qualités ou défauts.

k- La vie maîtrise le cadre et **nous peignons le tableau**. Si nous ne prenons pas la responsabilité de peindre le tableau, d'autres le feront pour nous.

l- **Toutes les réponses sont en nous.** Nous en savons plus que ce qui est écrit dans les livres. Et tout ce que nous avons à faire est de nous regarder, de nous écouter et de nous faire confiance.

m- **Cherchons notre objectif,** tirons-en le meilleur parti et donnons-nous entièrement à lui. Cela peut changer tout au long de notre vie. Apprenons constamment quelque chose de nouveau et n'ayons pas peur de recommencer.

Mission d'âme : Quelle est notre place dans l'Univers?

L'homme n'est pas uniquement un corps animé de vie et d'intelligence ou de sagesse. L'homme est avant tout un corps composé d'un esprit et d'une âme. En d'autres termes, le corps sert avant tout d'habitacle pour l'esprit et l'âme dans un monde physique. Sans esprit, l'homme n'a aucune raison d'être.

Quant à l'âme, elle donne vie au corps et guide l'esprit. Quelle est notre place dans l'Univers? En tant qu'adepte de la spiritualité, nous nous sommes déjà posés la question. Eh bien, nous avons chacun notre vie sur terre, notre propre existence et notre mission d'âme.

Bien que cela paraisse égoïste, chacun existe pour sa propre évolution et non pour celle des autres.

« S'il y a une raison d'être qui est commune à tous les êtres humains, ce sera celle de vivre toutes les expériences offertes par la vie dans l'acceptation, le détachement et dans l'amour véritable. »

C'est l'âme qui définit notre plan de vie sur terre

Chaque personne sur cette planète possède son propre plan de vie et il est quasiment impossible de connaître le plan de vie d'une autre personne même si elle nous est proche. Notre vie sur terre dépend des besoins de notre âme. Sachez que les décisions que nous prenons ne viennent pas de notre intelligence, mais de l'âme.

Choisir sa mission d'âme

Il va de soi que la mission de l'âme est toujours liée à la voie du cœur. C'est pour cette raison que les missions que nous choisissons sont toujours en rapport avec l'idée de la joie et du bien-être. Que désire le plus notre cœur? Que devons-nous faire pour que notre vie sur Terre nous apporte une réelle satisfaction? En y répondant, nous connaîtrons, ou bien nous allons nous rappeler, de notre mission.

Notre mission de vie générale

Elle est de réapprendre à s'aimer, à s'aimer assez pour Être et pour se réaliser. Rayonner et transmettre cet amour autour de soi, à notre façon, à travers ce qui nous fait vibrer. Ce qui nous fait vibrer est en nous et cela se dévoilera lorsque nous nous aimerons assez.

Notre âme s'est incarnée pour expérimenter les émotions à travers toutes les souffrances et les joies qu'elles génèrent, réapprendre à s'aimer, à retrouver notre autonomie, notre unité. La vie nous pousse à Nous choisir constamment, à choisir son cœur et lui faire confiance, elle nous pousse à lâcher notre peur et vivre dans une foi aveugle.

Apprendre à écouter notre âme, notre cœur, ses besoins profonds, apprendre à communiquer avec elle. Ensuite, exaucé par Nos actions, c'est ainsi que nous guérirons nos blessures et que l'on pacifiera notre monde intérieur, et par la suite, naturellement, nous pacifierons le monde qui nous entoure à notre façon. Ce que nous faisons avec amour apportera sourire et bonheur.

La plus grande peur dans le monde est celle de l'opinion des autres.
À partir du moment où l'on ne se définit plus par l'extérieur mais par notre intérieur, nous nous offrons la liberté pure.

La vie nous pousse à nous choisir à chaque embûche, chaque choix qui se présentent et elle continuera jusqu'à ce que nous ayons compris et que nous nous choisissions. C'est ainsi que nous guérirons nos blessures et que nous illuminerons le monde autour de nous, à notre façon.

Notre lumière apportera sourires, bonheur et inspiration, l'ascension de l'humain.

La « réincarnation »

Ici un concept qui a été décrit et utilisé à toutes les sauces pour servir le contrôle des religions. Sa vraie nature est plus noble et son but n'est que de vivre différents états, dans différents mondes, dans différentes densités de matières pour apprendre différents enseignements.

Ainsi l'âme, notre essence évolue vers son plein potentiel, l'âme voyage au travers de portails énergétiques qui se trouvent à être le moment de l'incarnation, l'arrivée dans un nouveau monde, dans une nouvelle densité. Chez l'humain, comme mentionné plus tôt, l'âme prend place dans son véhicule autour de trois mois dans le ventre de la mère. À ce moment, les mémoires de nos apprentissages des vies antérieures sont gardées dans notre subconscient afin d'apprendre avec un regard vierge.

À l'instar de la programmation fallacieuse et profonde de la matrice par les forces de l'ombre, les francs-maçons, les classes dirigeantes, les Vilains-Pas-Beaux, supportés par la science limitée au connu et quantifiable, il faut comprendre que notre essence, notre âme est née il y a des millions d'années, des milliards d'années pour certaines (les « vieilles âmes »), et depuis des centaines de milliers d'années (les « jeunes âmes »), de la source originelle d'amour.

Ce que plusieurs d'entre nous qualifierions de la particule de Dieu. LA Source originelle de TOUT ce qui est dans la galaxie, les différents mondes, les différentes dimensions.

De là, nous pouvons finalement comprendre que nous sommes tous frères et sœurs et que nous sommes tous interreliés à tout ce qui EST. Les éléments, la matière, le règne animal et la flore sur la terre, toutes les étoiles, la connaissance, le savoir et la sagesse.

Et c'est pour cette raison que, à chacune de nos incarnations, nous perdons la mémoire de tout ce que nous savons, car il serait « impossible » d'apprendre les enseignements spécifiques que nous avons à intégrer dans ces différents voyages, dans ces différents mondes. Cela nous permet d'avoir un nouveau regard pur, naïf, non entaché de nos acquis passés.

Lorsque nous prendrons conscience (5% des informations captées) de notre inconscient (95% des informations emmagasinées) nous reconnecterons à ces connaissances, ces savoirs, cette sagesse. Car à ce moment seulement, nous serons prêts à vivre avec sérénité ces vérités sans qu'elles n'influencent nos pensées, nos paroles, nos décisions, nos intentions.

Lorsque nous serons connectés à notre âme, notre essence, nous aurons la clairvoyance d'absorber ce fait et le vivre d'une façon totalement détachée, enracinée, encrée dans ce qui Est.

Lors de notre aventure sur Terre, un de nos buts est l'ascension. Le processus d'Ascension est un processus évolutif qui, sur le plan spirituel, implique l'élévation et l'expansion de la conscience humaine.

Cela finira par créer une planète et un être humain beaucoup plus évolués, le nouvel humain. Une galaxie plus évoluée. On se souvient que tout est vibration et nos vibrations influencent notre entourage qui, eux, influencent leur entourage par extension, à l'infini. Ce concept s'applique aussi à nos vies parallèles, lorsque nous guérissons dans une vie, les autres vies parallèles en sont aussi influencées.

Prenons comme exemple la roche que je lance dans l'eau et qui émet des ondes, des vagues pratiquement à l'infini. Donc, si cette vague atteint un autre être qui à son tour lance une roche, qui émet des vagues jusqu'à ce qu'elles atteignent un autre individu qui à son tour... Nous avons bien saisi la leçon, le concept ? Jusqu'ici ces vagues étaient sombres, émises à notre insu par la programmation de notre intellect par les Vilains-Pas-Beaux, les forces de l'ombre.

Maintenant que nous sommes conscients de ce fait, c'est à nous à se réapproprier nos vies, notre parcourt distinct et en se responsabilisant, en reprenant contact avec notre essence, en réinventant le monde de nos rêves, celui où nous souhaitons évoluer, et finalement, en inversant la tendance vers l'ascension et l'amour.

> « *Notre âme communique avec le __Nous__ humain au travers de symboles, de métaphores, de visions, de poésie, de sensations profondes et de magie quotidienne.* »

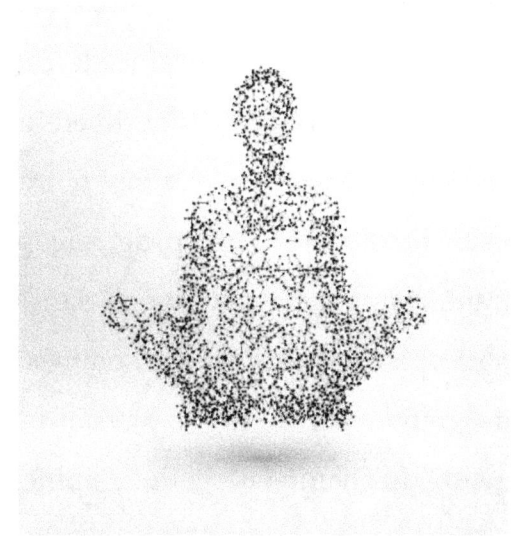
Source image : www.freepik.com by vilmosvarga

Les 7 corps subtils

Nous connaissons tous notre corps physique et beaucoup d'humains se définissent par celui-ci. Le corps **physique**, n'est que notre véhicule qui nous permet l'expression dans la matière. Si nous allons à la plus petite particule, à la base de notre corps physique, c'est le Boson de Higgs, la particule d'infini, la particule de Dieu ou la particule adamantine qui est la particule de base que l'on retrouve à la base dans tous les corps physiques de l'univers.

Nous possédons aussi des corps subtils qui constituent l'aura par le principe de superposition et en voici une courte présentation.

1. Le corps **Éthérique** est la réplique du corps physique qu'il enveloppe, à une douzaine de centimètres de distance. Il est le support des méridiens et le siège des chakras. Il protège et vivifie notre enveloppe charnelle. Il est notre champ de force unifié, notre carburant, pour nous mouvoir dans la matière, l'esprit. Et par l'esprit, nous ne sommes qu'un. C'est la plus grande percée de la physique moderne, la découverte du champ énergétique unifié.

2. Le corps **Émotionnel** est le siège de nos émotions, c'est-à-dire de notre vie émotionnelle et sentimentale.

3. Le corps **Mental** est le siège de nos pensées, mais aussi de l'imagination et des croyances. C'est lui qui nous donne la réflexion et la possibilité de faire des choix… Qui devrait être relié aux deux lobes de notre cerveau pour être parfait, mais qui malheureusement, est entraîné par les études à n'écouter que le lobe gauche, le cerveau analytique, au détriment du cerveau droit, le sensible, l'intuition… Ne plus observer, voire vivre nos émotions revient à accepter d'être transformés en IA (intelligence artificielle/un robot), le programme que les réseaux des Vilains-pas-Beaux essayent de mettre en place pour l'humanité.

4. Le corps **Astral** est notre corps émotionnel qui nous permet de ressentir le monde autour de nous, et bien sûr, en nous, notre âme, notre essence divine originelle. Nous pouvons l'envisager comme un double de nous-même, mais non matériel, non physique. C'est lui qui intervient notamment dans le cadre d'un voyage astral pour partir à l'exploration de l'espace, là où le corps physique ne peut aller. En pratiquant la méditation ou la relaxation, nous ressentons cette sensation agréable de flotter au-dessus de notre corps. Il s'agit d'une projection astrale.

5. Le corps **Causal** va enclencher le processus de causes à effets, puisqu'il est relié au Karma.

6. Le corps **Spirituel** est celui qui donne vie à notre spiritualité et qui nous pousse à trouver l'amour en toute chose.

7. Le corps **Divin** est celui qui nous permet de nous unir à « Dieu », à ce qui est sacré, la vie, l'unicité de tout ce qui Est dans l'univers, dont nous sommes une partie du tout cosmique.

C'est en permettant à ces 7 corps, ainsi qu'aux 7 chakras

principaux d'accomplir leurs tâches, que nous pouvons vivre en bonne santé, trouver le bonheur dans l'harmonie avec nous-même et avec ceux qui nous entourent, pour finalement, nous réaliser pleinement.

2- Concepts de base

Égo vs Âme

Un des plus grands défis de cette aventure, de cet apprentissage, est de différencier la voie de l'égo de celle de l'âme. Car la voie de l'égo est bien plus présente, claire, perceptible que celle de l'âme qui est beaucoup plus subtile, jusqu'au moment où nous reconnectons avec elle. Mais il faut pratiquer pour maîtriser. L'âme nous aide à aller vers là où nous devons aller et être la meilleure version de notre essence, de nous-même, incarner purement notre âme.

L'égo est notre besoin d'exister, d'être reconnu, d'être admiré par l'autre lorsqu'il est mu par l'extérieur. L'âme, notre essence devient à son service.

Par contre, l'égo est nécessaire pour repousser nos limites, nous pousser à être la meilleure version de nous-même à chaque jour, il nous pousse à devenir plus grand, à surmonter des épreuves qui paraissent insurmontables lorsqu'il est vécu à l'intérieur. C'est là la magie de l'égo mis au service de notre essence, de notre âme pour nous délivrer de notre asservissement.

Faux moi – Moi authentique

Séparation – Unification

Blâmer – Comprendre

Hostilité – Amitié

Ressentiment – Amour

Fierté – Gratitude

Plaindre – Bonheur

Jalousie – Humilité

Colère – Spiritualité

Matérialisme – Paix d'esprit

Guerre – Bienveillance

Froideur – Altruisme

Orienté vers le passé et le futur – L'importance du présent

Intolérance – Tolérance

Intolérance social – Inclusivité

Vivre pour devenir – Simplicité d'être

Faire – Être

Les contrats d'âmes

Avant de s'incarner, nous décidons des connaissances, du savoir et de la sagesse que nous désirons acquérir pour l'épanouissement de notre âme, et pour cela, nous avons besoin d'autres âmes qui croiseront notre chemin pour nous enseigner.

L'Égo

L'égo, le moi, désigne la représentation et la conscience que l'on a de soi-même, le « Je ». C'est une fausse personnalité, un complexe produit par des constructions mentales, des dysfonctionnements psychiques, des programmations depuis notre enfance. Il produit une illusion qui nous prive d'une vraie liberté et qui nous enchaîne à des schémas de souffrance (égocentrisme, orgueil, vanité, amour-propre, perception erronée du monde).

C'est entre autres une perception qui nous place au centre de tout et qui encense notre croyance à l'existence du Moi, à l'opposé du Nous, qui ouvre les portes à l'Amour et aux hautes fréquences vibratoires.

Pour l'éveil, le développement personnel, incarner notre

essence originelle/notre âme, une des étapes est d'optimiser les qualités de l'égo, de reconnaître ses entraves et de ne pas se laisser influencer par celles-ci.

C'est la résultante des nombreux enseignements/ programmations du monde occidental afin de diviser pour mieux diriger/régner.

L'égo spirituel

Si notre pratique spirituelle n'est pas marquée par l'humilité, qui est l'enseignement de rester dans l'amour, dans le non-jugement, l'authenticité, la vulnérabilité et le respect, c'est qu'elle est en partie guidée par notre égo-spirituel. L'égo-spirituel nous donne l'impression d'être supérieur à un non-éveillé, d'avoir été choisi par la source/Dieu comme élu ou encore croire être devenu un grand sage alors que nous avons encore des blessures à guérir ou plein de colère refoulée à apaiser ou de défauts non acceptés.

Comment l'identifier

- Manipulation de nos mots selon notre besoin
- Vivre dans le passé ou le futur

- Toujours se comparer aux autres, les juger, les critiquer
- Avoir peur de la mort
- Vouloir avoir raison
- Chercher l'approbation des autres, être reconnu, aimé, admiré
- Chercher à être différents des autres
- N'être jamais satisfait et chercher à en vouloir plus
- Nous avons besoin; nous voulons; nous devons; je dois; j'aurais dû. C'est notre égo qui parle.

Comment se libérer ou diminuer l'impact de son égo

- S'aimer soi-même
- S'accepter avec nos défauts et nos faiblesses

L'Amour

À la base, notre essence, notre âme Est Amour. Un si petit mot qui a un si grand impact sur le cours de nos vies. Des milliers de sortes d'amour : amour d'un enfant, d'une fleur, d'un parent, d'un animal, d'un conjoint, d'un ami, l'amour inconditionnel, l'amour venant du cœur, celui venant de la tête qui a été programmée, le faux, le vrai.

« Si l'on pouvait communiquer chacune des vibrations que nous ressentons à chaque type d'amour, notre communication serait pure, sans interprétation, tout serait compris par notre interlocuteur.
La langue de la vérité, pure authentique, sans fausse interprétation, les vibrations, les fréquences vibratoires.
Le futur moyen de communication de l'évolution humaine. »

L'amour guérit tout, l'amour élève les consciences, l'amour amène la joie, la sérénité, la douceur, la chaleur émotionnelle. L'amour est la clé de l'âme et de notre essence originelle divine.

L'intellect, le mental

Il comporte essentiellement deux aspects. Il est l'instrument de l'intégration et de la transmission. Tel un ordinateur complexe qui fonctionne en fonction de notre ADN. Même si le système d'opération se retrouve dans notre cerveau et dans notre système nerveux, il implique en réalité chaque cellule de notre corps.

En second lieu, il est un champ électromagnétique qui imprègne tout notre corps et l'espace autour de lui.

Le mental est le principal système de recherche et d'extraction, de collecte et d'entreposage en ce qui concerne toutes nos expériences sensibles et l'agrégation de nos pensées.

Dans le mental, toutes les données sont dotées d'un code mathématique et déclenchées par un signal d'accès positif ou négatif. C'est pour cette raison qu'il fonctionne à partir d'un mode dualiste, à moins d'être supervisé par le cœur, l'âme. Lorsque le mental domine, la polarité est à l'ordre du jour.

Notre enfant intérieur

Il se cache enfoui au fond de nous et on lui porte très peu d'intérêt. Il reflète un état d'être dans une forme de pureté d'une période passée où il était simple d'idéaliser sa vie sans contrainte, ni barrière, ni épreuve. Bref, la vie rêvée.

Là encore, une vie très proche de la projection de notre âme, la projection des ensembles, des projets que nous sommes venus expérimenter dans cette vie.

L'enfant intérieur nous semble pur, car il est notre projet initial, il n'a pas été souillé par l'ombre, il reste pur comme une matrice, un diamant qui n'a pas été façonné. En Cela, il nous touche profondément, il nous rappelle d'où l'on vient, il nous émeut, il nous touche comme toute chose qui reste un symbole de pureté dans notre vie.

Nous n'avons pas à soigner notre enfant intérieur, car il est juste la représentation, le sentiment physique dans notre réalité de notre mission d'âme, dans la conception originelle.

Se connecter avec notre enfant intérieur nous touche, car il nous rappelle subitement notre engagement originel, dans tout le symbole de pureté, de joie immaculée et de lumière. Cette connexion est nécessaire, car elle nous purifie, elle nous inonde, elle nous irradie, elle nous soigne et elle nous centre dans notre réalité.

Ce rapprochement entre le projet originel et notre réalité peut révéler un choc, une prise de conscience, une vive émotion, la mesure type qui nous indique où nous en sommes dans notre vie exactement.

Mes Frères et Sœurs de La Lumière, ne nous effrayons pas en procédant à cette connexion avec notre enfant intérieur, elle est salvatrice, elle guérit, elle est source de joie et d'amour, elle nous connecte à nouveau avec notre Soi Supérieur. Celui qui nous attend et avec lequel nous avions planifié tout ce que nous vivons.

Cette différence entre notre plan originel et notre vécu est un enseignement, des enseignements qu'il nous a fallu vivre, que nous vivons et qui nous construisent, nous grandissent et nous permettent d'ascensionner.

Tout est beau dans ce chemin d'ascension, soyons magnanimes avec nous, pardonnons nos erreurs, comme celles que nous pardonnons à nos Frères et nos Sœurs de La Lumière. Cette pratique de connexion à l'enfant intérieur peut se faire par la méditation, par l'hypnose, bien qu'il soit préférable que nous restions maîtres de nous-même et de nos mouvements.

Je nous le répète, ce ne sont pas des blessures à guérir, mais un véritable instrument de reconnexion avec notre divinité, car de grands biens ils nous seront donnés, de grands bénéfices, de grandes avancées.

Comment l'humain grandit d'enfant à adulte?

➤ Il devient le parent de son enfant intérieur en le

contrôlant en pleine conscience de ses particularités.

➢ Il se réapproprie sa vie, ses habitudes inconscientes, ses dépendances, et comment ils provoquent la destruction et le chaos dans son environnement, avec ses amis et sa famille.

➢ Il développe des frontières personnelles et un niveau de soins et d'amour propre pour lui et les autres dans le respect et la bienveillance.

➢ Il se responsabilise pour ce qui lui arrive, il accueille son enfant avec amour dans son cœur en pleine conscience de son essence pure.

➢ Il n'est pas influençable et trace son propre chemin en acceptant de demander de l'aide au besoin.

➢ Il prend conscience de son ombre, de ses blessures et de ses projections et les transforme en énergie créatrice avec son amour.

Dans la vie, il faut savoir 3 choses :

1. *L'humilité de ne pas se sentir supérieur aux autres, car nous sommes tous différents. Les forces de l'un sont les faiblesses de l'autre.*

2. Le courage et la bravoure d'affronter n'importe quelle situation en sachant que tout est enseignement.

3. La sagesse de se taire face à certaines personnes car nous avons tous des chemins de vies propres à chacun.

Les différents cerveaux

Celui **de la tête, l'intellect**, comporte 4 lobes principaux :

- ❖ Lobe Frontal est responsable de la pensée critique, de la planification. Des sensations de récompenses, de la motivation et de la conscience du Soi. Il comprend aussi l'aire motrice et la parole.

- ❖ Lobe pariétal est responsable de l'information relative au mouvement du corps dans l'espace, l'aire sensitive, le ressenti de la douleur et de la température.

- ❖ Lobe occipital renferme le cortex visuel qui permet d'interpréter la couleur, la lumière, le mouvement et il traite les images captées par nos yeux.

- ❖ Lobe temporal est responsable de l'apprentissage, de la mémoire, de la compréhension du langage et de l'organisation.

Celui du **cœur** est au centre de notre âme, le cœur sacré. Il est notre intelligence Supérieure. Nous avons découvert que le cœur contenait un système nerveux indépendant avec plus de 40 000 neurones. Il est en mesure de prendre des décisions et de passer à l'action de façon indépendante. Il peut même apprendre, se souvenir et percevoir.

Le système nerveux entérique est ce que l'on décrit plus communément le **cerveau du ventre**. Sa constitution est semblable à celle de la moelle épinière et du cerveau. Il est autonome et contrôle le système digestif qui est riche en transmissions neuronales.

Les hémisphères et leurs responsabilités

Gauche :

- La pensée logique, cartésienne
- Concentration dans l'analyse
- Centre du langage

- Contrôle de l'élocution

- Centre de la mémoire des faits et des noms

- Centre des habilités de lecture et d'écriture

- Centre des capacités mathématiques et scientifiques

- Traitement séquentiel de l'information

- Contrôle la moticité du côté droit

Droit :

- Concentration et intuition

- Traite l'information non-verbale

- Responsable de l'orientation spatiale

- Esprit de synthèse

- Habileté à dessiner, peinturer

- Centre de l'imagination

- Sens de la musique et du rythme

- Centre des émotions

- Produit les rêves

- Contrôle la motricité du côté gauche du corps

3- *L'éveil Spirituel*

Les 12 types de travailleurs de lumière

Les travailleurs de la lumière ont le pouvoir de transformer le monde. Ces travailleurs sont simplement des êtres ayant offert leur vie au service de l'humanité. Faire la différence dans la vie des autres est la motivation principale, tout comme faire du monde un meilleur endroit où vivre.

Que nous évoluions dans le domaine spirituel, corporatif ou toute autre voie, nous sommes toujours motivés par notre motivation de servir. Notre vibration, notre dévotion, notre amour, notre bienveillance et notre support pour les autres sont inspirants où que nous allions. Nous restons vrais et incarnons notre essence, tout en restant alignés, en enseignant aux autres d'emprunter le même chemin de par notre exemple.

Il y a **12 types de travailleurs de la lumière** qui empruntent le chemin de servir et d'inspirer l'humanité.

1. **Les travailleurs des trames**

    Ils travaillent sur les trames et les portails de la

planète Terre. Ils sont des empathes de l'espace / des lieux, ils peuvent ressentir les énergies de basses fréquences lorsqu'ils côtoient différents lieux. Ils utilisent leurs hautes fréquences, l'amour et la compassion, pour transmuter l'énergie de ces lieux. Ils agissent comme des portails propageant la lumière sacrée sur la planète à travers leur cœur ouvert.

Les gardiens des portails sont plus avancés et représentent une évolution des travailleurs de lumière qui, lorsque rassemblés, ouvrent des portails interdimentionnels qui permettent une plus grande diffusion de l'amour et de la lumière sur la terre. Tandis que le travailleur de la trame diffuse la lumière à travers des portails ouverts. Les gardiens des portails en ouvrent de nouveaux où il n'y en avait pas, en plus d'ouvrir ceux qui étaient fermés.

2. Les « transformateurs »

Ils sont des travailleurs de fréquences dont le travail principal est de garder les fréquences élevées et de transformer les fréquences négatives au travers d'eux. Ils le font à travers leur lumière.

Ils peuvent aussi travailler avec leurs lignes

ancestrales et transformer le karma du passé familiale. Ils sont des âmes très évoluées qui ont choisi de naître au sein de longues lignées ancestrales qui ont beaucoup de karma négatif.

3. Les gardiens de la lumière

Le rôle principal des gardiens de lumière est d'incarner la lumière. Peu importe les circonstances extérieures qui les affligent, ils vibrent à haute fréquence et projettent la présence de l'amour. Dans les temps chaotiques et traumatisants, leur lumière brille encore plus afin d'inspirer l'espoir à l'humanité entière.

Ils aident l'humanité à évoluer. Ils peuvent être des enseignants spirituels, motivateurs, influenceurs ou tout individu qui a le pouvoir de motiver et d'élever les consciences.

4. Les guérisseurs

Ils sont dotés du cadeau unique de pouvoir guérir l'humanité. La plupart d'entre eux sont des empathes et des hypersensibles. Leur tâche la plus importante est de se guérir en premier afin de garder une haute vibration d'amour et de lumière. Automatiquement, ils guériront ceux avec qui ils entreront en contact.

Ils doivent aussi apprendre à s'ouvrir à leur intuition afin de reconnaître et d'activer leur talent unique. Ils sont souvent dotés de clairvoyance qui sera activée lorsqu'ils commenceront à s'ouvrir à leur guidance interne et à se guérir.

5. **Les voyants**

Ils sont clairvoyants de nature. Ils ont ouvert leur 3e œil, leur glande pinéale, et ils ont l'habileté psychique de voir le futur. Ils ont de la difficulté à entrer en contact avec leur entourage, car ils voient plusieurs futurs que peu de gens peuvent percevoir. Par contre, dû à cette habileté, ils sont de puissants créateurs. Ils doivent donc être très prudents et faire attention à ce sur quoi ils mettent leur focus.

6. **Les gardiens divins des « plans » divins**

Chacun d'entre nous a un plan divin pour son éveil personnel. Tous les travailleurs de lumière ont ce plan, mais les gardiens/détenteurs du plan divin sont plus aptes à émaner les codes d'éveil. Ils peuvent utiliser la géométrie sacrée ou les annales akashiques pour comprendre ces codes. Ils peuvent œuvrer dans n'importe quel domaine, mais inconsciemment, ils connaissent le plan divin sur terre.

7. **Les voyageurs astraux**

Ils sont en mesure de faire des rêves éveillés et des voyages astraux. Ils peuvent, volontairement, avoir des expériences hors de leur corps; accéder aux annales akashiques et découvrir leur objectif; ainsi que la façon dont ils peuvent aider l'humanité à évoluer.

Ils peuvent aussi, au travers de leurs rêves, accéder à d'autres dimensions où ils peuvent créer une énergie, un courant créatif universel et, ainsi, recevoir des idées pour des inventions innovantes. Plusieurs inventions en art et en technologie sont nées par ces esprits créateurs.

8. **Les messagers**

Ils reçoivent des guidances des anges, des guides ascensionnés ou de leur soi-supérieur. Ils partagent ces messages avec l'humanité à travers divers médiums, tels que les blogs, l'enseignement ou l'écriture. Ils partagent leur propre expérience d'ascension et d'éveil avec leur entourage afin de les guider dans le processus d'évolution.

9. Les créateurs

Ils sont très puissants et ils créent instantanément. Ils utilisent des techniques méditatives et de visualisation pour manifester des évènements positifs pour l'avancement de l'humanité.

Cela demande un travail continu sur soi afin de purifier leur intérieur, de se guérir de leurs blessures de l'âme et pour s'assurer que ce qu'ils créent vient du cœur, et non pas de leur égo ou de leur intellect.

La plupart de ces travailleurs de lumière ne sont pas conscients de leurs buts créatifs. Ils ne font que travailler sur eux et maintiennent des vibrations de hautes fréquences pour rester en constant état de création intuitive.

10. Les guides

Ils sont des travailleurs de lumière qui prêchent par l'exemple. Ils vivent leur vie de manière la plus pure, la plus authentique en gardant une vibration de hautes fréquences d'amour et de lumière.

Les humains en contact avec ces travailleurs apprennent beaucoup, simplement par l'observation de la façon dont ils vivent leur vie.

Leur authenticité, leur vulnérabilité, leur empathie et leur dédication à être constamment la meilleure version d'eux-mêmes inspirent les humains à atteindre leur propre plein potentiel.

11. Les unificateurs

Ce sont ceux qui peuvent trouver des connexions, des facteurs de similitude à travers diverses actions ou philosophies. Ils sont des vulgarisateurs de pensées philosophiques et de concepts afin de les rendre accessibles pour la compréhension de tous et chacun.

Ils sont excellents pour connecter les humains

ensemble et pour travailler avec eux comme médiateur, facilitateur.

12.   Les guides ascensionnés

Ils aident les humains à surmonter les difficultés du processus d'éveil et d'ascension. Ils remettent en question les croyances et les stéréotypes et poussent les humains à voir les leçons et le sens spirituel bien au-delà de la matière.

Ils semblent bizarres et excentriques, mais ils abolissent les murs et les frontières. Ce sont des visionnaires qui utilisent leurs propres expériences d'éveil et d'ascension pour aider et guider les humains.

Les 13 familles d'âme

(Selon le magazine : Les mots positifs, par Inès Chamane)

Lors de son incarnation, notre âme a choisi une famille d'âme, selon les expériences d'incarnation qu'elle doit vivre. En connaissant notre famille d'âme, nous pourrons répondre à des questions restées sans réponse :

- Comment je peux évoluer spirituellement?

- Est-ce que je suis sur mon chemin de vie ?
- Pourquoi certains de mes projets n'avancent pas
- Est-ce que je fais ce qui est bon pour moi ?

« *Il est extrêmement important de reconnaître votre famille d'âme pour votre salut et votre ascension.* »

1. La famille des Maîtres

Ce sont des Maîtres Ascensionnés dont le but est d'initier le mouvement, ce sont des dirigeants dans la lumière. Un des tests de l'incarnation pour ces âmes est l'égo, ainsi que l'attrait du pouvoir et de la manipulation.

Ils doivent manifester l'abondance matérielle, car ils ont besoin de cette assise pour semer la Voie. Certaines personnalités peuvent mal le vivre et refuser cette énergie. Les Maîtres sont présents pour pointer du doigt les difficultés et pour accompagner les personnes dans leurs expériences initiatiques. Toutes leurs actions spirituelles sont empreintes d'amour, d'humilité et de bienveillance.

❖ *Leur teinte vibratoire de l'âme / l'aura est la couleur or.*

2. La famille des Guérisseurs

Cette famille est une des plus nombreuses. Elle porte le fluide de la guérison, le canalise, le répandent et le prodigue sous toute ses formes pour tout ce qui existe. Encore une fois, le test de l'égo est au cœur de leur apprentissage.

Elles ont reçu maintes initiations dans leurs mains, dans leur cœur et dans leur conscience.

❖ *Leur teinte vibratoire / l'aura est la couleur vert émeraude.*

3. La famille des Guerriers Guérisseurs

Ces âmes sont issues de la famille des Guérisseurs et elles se sont regroupées avec d'autres âmes pour protéger le fluide de la guérison. Elles alignent cette force de guérison, la protègent, la défendent et s'assurent qu'elle soit canalisée dans l'énergie de l'amour inconditionnel, de la gratitude et de la bienveillance.

Elles ont un grand sens des responsabilités, ont l'impression de porter le monde sur leurs épaules et se sentent responsables de tout. Elles utilisent des symboles tels que des anneaux ayant une signification sacrée, des colliers et/ou des tatouages.

❖ *Leur teinte vibratoire de l'âme / l'aura est la couleur vert ambré.*

4. La famille des Chamans

Encore là, elles sont issues de la famille des guérisseurs et se spécialisent dans l'alignement des vibrations de la terre/Pachamama. Dans le but de la guérir, de s'assurer du bon fonctionnement de ses systèmes naturels, ainsi que pour transformer les êtres, les plantes et tous vivants.

Ces Chamans sont en transformation constante de leur enveloppe physique. Nier leur véritable nature peut créer des conflits et conduire à la perte de cheveux, de dents, d'ongles ou à développer des problèmes de peau.

Ces types d'âmes ont la capacité de transformer l'enveloppe physique, de transmuter des spécificités du règne animal ou de la flore. Elles peuvent échanger entre elles par télépathie et ont besoin de s'enraciner dans des lieux très précis pour servir. La Maîtrise totale de leur identité leur permet de voyager dans le temps et l'espace avec leur enveloppe physique.

❖ *Leur teinte vibratoire de l'âme / l'aura est de couleur vert mélangé d'orange.*

5. La famille des Guérisseurs Enseignants

Ce sont des guides et de grands pédagogues sur tout ce qui porte sur la guérison; comment utiliser et développer les dons de guérison de toutes sortes, comment faire rayonner ce don sous toutes ses formes et sous toutes les dimensions.

- ❖ *Leur teinte vibratoire de l'âme / l'aura est la couleur vert-bleu profond.*

6. La famille des Guerriers

Leur essence même est de purifier, nettoyer, protéger les âmes, les énergies, les vibrations, les autres et les causes qui leur tiennent à cœur.

Ces âmes ne sont pas très sociables, ont tendance à s'isoler et ne sont pas avenantes. On les retrouve souvent dans les arts martiaux.

- ❖ *Leur teinte vibratoire de l'âme / l'aura est la couleur ambre.*

7. La famille des Alchimistes Fées

Elles sont ici pour spiritualiser la matière de la planète Terre/Gaïa, matérialiser dans la matière ce qu'elles projettent dans l'Astral. Ces âmes sont très près des anges. Légères, elles semblent papillonner, dans la lune, absentes dans l'incarnation.

Leur principal défi est de s'incarner dans la matière.

Elles ont la capacité de dématérialiser les objets, au point où elles pensent les avoir égarés, perdus. Elles ont le pouvoir de guérir les conflits, les soucis, d'ajouter de la magie dans la matière et elles maîtrisent la loi d'attraction.

❖ *Leur teinte vibratoire de l'âme / l'aura est la couleur rose nacré.*

8. La famille de la Communication

Écrivains, poètes, journalistes, chanteurs transmettent la joie et l'amour sous diverses formes : le chant, la poésie, l'art de façon plus générale. Sans attache aux biens matériels, leur seul but est de pousser leur message par l'art de la communication et par l'expression artistique.

Elles ne sont pas enracinées, peuvent se perdre au travers des drogues, de l'alcool ou tout autre vice. Malgré le fait que leur légèreté n'aide pas leur incarnation, elles soulagent les cœurs, éveillent aux amours et aux passions.

❖ *Leur teinte vibratoire de l'âme / l'aura est la couleur bleu cendré et perlé.*

9. La famille des Enseignants

Elles possèdent le fluide du savoir et transmettent ce savoir et la connaissance sous toutes leurs formes, en plus d'enseigner tout ce qui peut être enseigné. Leur quête constante de vérité leur permet de le faire pour l'amour, la lumière, la perte des illusions, l'écoute, l'importance de l'expérience du moment présent.

Cette famille gère le bagage, l'accumulation de la connaissance dans tout l'univers. Enseigner les remplit d'énergie de joie et elle ne cherche pas l'étiquette d'enseignant, car il s'agit de leur essence profonde, codée dans leur ADN.

❖ *Leur teinte vibratoire de l'âme / l'aura est la couleur bleu profond.*

10. La famille des Passeurs

Leur rôle spécifique d'accompagner et de guider les âmes vers l'au-delà (de l'enfance à l'âge adulte), vers un nouvel emploi fait en sorte qu'ils sont nostalgiques de l'au-delà et seront tentés de se réfugier dans les paradis artificiels (drogue, alcool, etc.).

C'est une scission de la famille des guérisseurs. Ils sont souvent en communication avec l'au-delà. Ils ont tendance à avoir une enveloppe physique très mince et ont de la difficulté à rester enracinés. Seul l'amour les nourrit.

❖ *Leur teinte vibratoire de l'âme / l'aura est la couleur violette très pâle teintée de blanc.*

11. La famille des Piliers

Leurs rôles de nous éveiller, d'enraciner les plans célestes, de recréer les connexions entre les différents sites sacrés de la planète, de stabiliser les différentes énergies et le maintien de l'équilibre universel expliquent souvent leur physique doté d'une force musculaire et osseuse exceptionnelle.

Ce type de famille d'âmes établit des réseaux qui permettent aux fluides de la guérison, de la connaissance et aux rayons de passer et d'agir sur les planètes et les étoiles. Ce sont les gardiens de l'univers.

❖ *Leur teinte vibratoire de l'âme / l'aura est la couleur*

argentée.

12. La famille des Initiateurs de Conscience

Leur rôle est très court, car leur départ inattendu, spectaculaire ou tragique initie des mouvements d'éveil des consciences et permettent d'ouvrir les yeux.

❖ *Leur teinte vibratoire de l'âme / l'aura est une non-teinte, elle est de luminosité transparente.*

13. La famille des « Mécaniciens »

Accompagnés de Piliers ou de Chamans, ils viennent réparer la planète. Agents de guérison, de réparation de certains circuits du tissu planétaire, ils s'occupent du sol terrestre, des éléments contenus dans le sol et de l'air de l'atmosphère.

On les retrouve dans les groupes de protection de l'environnement ayant le rôle dans la communication, dans l'écriture ou la guérison.

❖ *Leur teinte vibratoire de l'âme / l'aura est la couleur brun doré.*

Et vous de quelles familles faites-vous partie? Découvrez- le par l'entremise de ressentis, ce qui vibre en symbiose avec vous, avec votre pendule, en vous connectant à vos guides, au travers des cartes et/ou des Runes.

Les 7 étapes de l'éveil spirituel

Étape 1 : Malheur, découragement et sentiment de perte.

À ce stade, nous faisons l'expérience de la nuit noire de l'âme. C'est une période de confusion, de déconnexion, d'aliénation, de dépression et de grande tristesse face à la vie.

Nous cherchons quelque chose, mais nous ne savons pas quoi. Il y a un grand vide qui se profile à l'intérieur de nous. Cette étape émerge soit spontanément, soit à la suite d'une crise de vie (par exemple : rupture, divorce, décès, traumatisme, maladie, changement majeur dans la vie).

Étape 2 : Changer de perspective.

Nous commençons à percevoir la réalité d'une manière totalement différente. À ce stade, nous commençons à voir à travers les mensonges et les illusions propagés par la société.

Nous nous sentons mécontents de la vie, dérangés par la souffrance que nous voyons et désespérés face aux maux du monde. Nous ne voyons plus la vie comme nous le faisions autrefois, dans notre état antérieur d'inconscience complaisante.

Étape 3 : Chercher des réponses et du sens.

Il doit y avoir une raison à tout cela, non ? À ce stade, nous nous posons toutes les questions profondes. Nous sommes à la recherche de notre objectif de vie, de notre destinée spirituelle et du sens de la vie elle-même.

Nous commençons à nous plonger dans différents domaines métaphysiques, d'entraide et ésotériques à la recherche de réponses et de vérités. Notre objectif est de commencer notre recherche spirituelle.

Étape 4 : Trouver des réponses et faire des percées.

Après beaucoup d'introspection, nous trouverons quelques enseignements, pratiques ou systèmes de croyance qui atténuent notre souffrance existentielle. (Attention : de nombreux contournements spirituels peuvent se produire à ce stade.) Les schémas se dissolvent et notre vrai moi (âme) commence à émerger.

Nous pouvons avoir un certain nombre d'expériences mystiques ou de brefs moments de lumière (illumination spirituelle) qui nous donnent un aperçu de la nature ultime de la réalité. C'est un moment de joie, d'espoir, de connexion et d'admiration.

Étape 5 : Désillusion et sentiment de nouveau perdu.

La vie est affaire de mouvements. Avec le processus d'éveil spirituel, il y a toujours un flux et un reflux. À ce stade, nous nous ennuyons et nous nous fatiguons de nos professeurs ou de nos pratiques spirituelles.

Nous pouvons être désillusionnés par le faux spirituel et avoir envie de quelque chose de plus profond. Nous avons peut-être même vécu de longues périodes de connexion avec le Divin, pour en être à nouveau séparés (c'est normal).

Naturellement, nous nous sentons dérangés et profondément bouleversés par cette expérience. De plus, bien que nous ayons vécu de nombreuses percées mentales/émotionnelles/spirituelles, elles peuvent sembler superficielles.

Nous avons soif d'authenticité et de spiritualité profonde qui imprègne notre vie et transforme chaque partie de nous. Le malheur et la stagnation que nous ressentons nous motiveront à chercher plus.

Étape 6 : Travail intérieur plus profond.

À ce stade, nous ne sommes plus intéressés par les philosophies spirituelles de bien-être ou les pratiques de surface. La douleur persistante que nous ressentons à l'intérieur nous motive à faire un travail intérieur profond.

Nous pouvons devenir un étudiant sérieux de la méditation, de la pleine conscience, des rituels, du travail de l'enfant intérieur, du travail de l'ombre, du travail corporel ou de diverses autres philosophies transpersonnelles.

Étape 7 : Intégration, expansion, joie.

L'intégration signifie prendre les leçons spirituelles que nous avons apprises de votre travail intérieur et de les appliquer à notre vie quotidienne. L'intégration se produit, à la fois naturellement et consciemment, comme une habitude dans la pratique spirituelle profonde.

À ce stade, nous ferons l'expérience des changements les plus profonds et les plus durables, tout au fond de nous-même. De nombreuses personnes vivent des expériences mystiques prolongées et des périodes d'unité avec le Divin dans la phase d'intégration.

Rappelons-nous que l'illumination, ou la pleine

réalisation de Soi, n'est jamais garantie : on peut y tendre, mais c'est finalement un don de la vie.

Néanmoins, une paix, un amour et une joie profonde émergent et se font sentir à ce stade. Nous nous sentons peut-être prêts à être un mentor spirituel ou un modèle dans notre communauté et à transmettre notre point de vue aux autres.

La vie deviendra moins difficile. Notre perspective s'élargira et nous commencerons à voir les choses dans leur ensemble.

Par-dessus tout, nous nous sentirons connectés, en paix avec nous-même et profondément alignés avec la vie.

Remarque : il est courant d'aller et venir entre ces étapes d'éveil spirituel. N'oublions pas qu'il ne s'agit pas d'un processus linéaire.

C'est un chemin complexe et désordonné, donc c'est parfaitement bien s'il ne ressemble pas à ce qui est décrit ici. Notre processus d'éveil spirituel nous est propre à chacun.

Mais espérons que cette analyse vous a aidés (d'une certaine manière) à « prendre vos repères ».

Les 7 paliers à franchir

1. **Le plan de la conscience instinctive :**

C'est le plan qui est proche de l'animal. L'être sur ce premier plan est primitif et cherche avant tout à satisfaire ses besoins sexuels et ne connaît pas l'amour. Il est totalement inconscient. Il est relativement primitif au point de vue spirituel, c'est un niveau essentiellement matérialiste.

La personne qui se trouve à ce niveau se complaît dans le matériel, c'est-à-dire l'accumulation des biens et l'assouvissement de ses besoins primaires et des plaisirs des sens. De surcroît, elle est convaincue que la mort est une finalité, qu'après la mort il n'existe plus rien. Bien entendu, pour elle, l'existence de Dieu ou d'un être suprême quelconque n'entre même pas dans l'équation.

2. **Le plan de la conscience collective :**

À ce niveau la personne développe son sens des relations humaines. Elle est plus sélective dans le choix de ses partenaires, mais plusieurs peuvent lui convenir. Elle ne connaît pas encore l'amour véritable, mais la copie. Elle est possessive et considère son partenaire comme lui appartenant.

L'égo est très fort à ce niveau. Ce plan est émotionnel et c'est là que se situe la majorité de l'humanité de notre belle planète. Il s'apparente aussi beaucoup au premier, les possessions matérielles sont encore dirigeantes, une pierre angulaire dans la vie de ces personnes.

L'assouvissement des sens tient encore une place prédominante; ces personnes ont d'ailleurs tendance à croire que la valeur des gens est proportionnelle aux biens qu'ils possèdent.

Par contre, dans la majorité des cas, les personnes du second niveau d'évolution (ou de conscience) croient en l'existence d'un être suprême, mais elles ont aussi tendance à créer un dieu qui sert leurs intérêts. Leur spiritualité est très rudimentaire et, par conséquent, leur image de dieu aussi, au cas où... celui-ci existait.

Cela dit, ces personnes adoptent (ou entendent adopter) une ligne de conduite non dénuée de principes.

3. **Le plan du mental** :

Là, l'individu situe son JE. Il commence à s'individualiser. C'est le plan du pouvoir personnel, de l'énergie, des idéologies (religieux, politiques, économiques). C'est le plan des leaders. Il fonctionne selon la dualité du mental (amour- haine, dominant-dominé, etc.). C'est "l'amour échange" qui n'est pas le véritable amour, mais qui s'en approche. C'est le plan de la prise de conscience, de la réflexion. L'individu à ce niveau élargit ses connaissances, soit en ésotérisme, en spiritualité. Il prend conscience qu'il existe une autre dimension. À ce niveau, on rencontre des gens qui accordent encore une certaine importance à l'aspect matériel, mais tout en croyant sincèrement en quelque chose.

La majorité d'entre nous (lecteurs) serions à ce niveau d'évolution ou de conscience. Là où les personnes semblent parfois assises entre deux chaises; amassant des biens matériels, sans toutefois y accorder la valeur ou l'importance que leur accorde les personnes des deux premiers niveaux; jouissant des plaisirs des sens. Tout en croyant en un Dieu, mais nous en remettant, plus souvent qu'autrement, entre les mains de ceux qui nous disent en qui il faut croire et ce qu'il faut croire.

4. Le plan Causal :

C'est le plan où nous pouvons nous connecter à notre âme. À ce niveau, nous pénétrons dans la partie de l'âme, celle de l'amour (l'amour spirituel).

À ce niveau, nous pouvons vivre l'amour avec une âme-sœur. Notre partenaire est tellement proche de nous qu'il y a aucun effort à faire, aucune concession. L'AMOUR EST. C'est la fusion. C'est le plan des créateurs, des artistes, qui expriment la beauté sous toutes ses formes.

À ce niveau, on a envie de donner et d'ÊTRE. Ce niveau marque aussi le début d'une certaine spiritualité. Les personnes qui ont atteint ce niveau ne sont plus préoccupées par l'accumulation de biens; elles n'ont plus besoin de ce genre de preuves pour prouver leur importance ou pour justifier leur existence.

Elles apprécient les plaisirs des sens, sans toutefois se laisser dominer par leurs émotions ou leurs passions; elles perçoivent la totalité de leur nature et elles sont conscientes du lien qui existe entre le physique, l'intellect, les émotions et la spiritualité; et elles assument la responsabilité de leurs pensées, de leurs sentiments et de leurs actes. C'est le début de l'universalité de la conscience.

5. **Le plan de la super-conscience** :

L'amour est manifesté et exprimé pleinement. C'est celui de la pensée symbolique. À ce niveau, on peut se passer de sexualité.

C'est le niveau des grands comme Beethoven, De Vinci, Pythagore, etc. Le seul partenaire possible est son âme- jumelle, son complément, son miroir.

C'est le plan des guides spirituels, des Maîtres. Leurs dons psychiques se développent naturellement, et ils accroissent leur capacité de guérison. On atteint ce niveau par l'illumination. Elle enseigne l'amour et guide l'humanité.

À ce cinquième plan, les personnes sont dotées d'une sensibilité très affinée; elles perçoivent l'univers comme un tout; elles sont conscientes des lois gouvernant notre univers et tentent de les respecter le mieux possible. Elles ne repoussent pas l'aspect matériel des choses, par contre, l'accumulation de biens n'est pas une préoccupation.

Elles atteignent un niveau ou leur intuition joue un rôle important. Elles arrivent à développer assez rapidement (et assez facilement) leurs dons psychiques et s'en servent volontiers, principalement pour aider les autres.

Elles s'appliquent aussi, de façon diligente, à se débarrasser de leurs préjugés.

6. Le plan de la Buddhi/conscience intuitive de l'âme :

À ce niveau, l'être n'a plus d'égo, il n'est qu'une âme rayonnante d'amour et de lumière. Il est un message vivant de l'harmonie universelle. Il a réalisé le mariage mystique (union divine). Il représente Dieu sur Terre.

C'est l'ermite solitaire constamment dans la béatitude. Il n'a plus de personnalité car il fait partie du TOUT. Il est proche de la fusion définitive avec l'ESPRIT ÉTERNEL.

À ce sixième plan, l'individu unifie ses sens et sa spiritualité. Il est pratiquement libéré de ses passions et ses émotions ne le contrôlent plus. Il est conscient de son corps physique, mais les biens matériels ne l'intéressent plus vraiment. Il fait d'ailleurs peu de cas des contraintes et des limites humaines et sa pensée devient universelle; il s'est complètement libéré des préjugés.

Il communique aisément avec les entités de l'au-delà,

ainsi qu'avec son Moi Supérieur; il connaît les raisons pour lesquelles il s'est incarné dans cette existence et comprend les leçons qu'il est venu apprendre. Il est pleinement conscient de son évolution et du niveau de conscience qu'il a atteint, sans en faire tout un plat.

7. Le plan Divin/la conscience cosmique :

Le corps s'embrase, le feu monte dans les canaux éthériques et l'énergie divine le transforme en ÊTRE DE LUMIÈRE. Il tombe dans la conscience cosmique et l'illumination, et il y reste pour l'éternité.

Il s'agit donc du niveau le plus élevé de l'évolution humaine. La personne qui y accède n'a plus qu'une préoccupation spirituelle, rien d'autre n'existe à ses yeux. Cette personne se situe en quelque sorte entre la matière et Dieu; il n'est plus question pour elle de suivre les lois divines comme telles, parce qu'elles font partie de sa nature intrinsèque.

Cette personne est ce que l'on qualifie habituellement de Maître, d'initié, c'est-à-dire quelqu'un qui a réussi la parfaite harmonisation entre le corps, l'esprit et l'âme. C'est un état très rare.

Avoir un bon ancrage spirituel

Relié au chakra racine qui se trouve non loin de la base de la colonne vertébrale, à côté du coccyx, l'ancrage spirituel est le lien entre nos besoins matériels et physiques, et la terre. Un individu solidement ancré est bien à l'aise dans son parcours terrestre, fait de matière. L'ancrage nous unit à tout ce qui touche au matériel : le logement, l'argent, le sentiment de sécurité, le corps, l'alimentation...

L'importance de notre ancrage spirituel

La solidité de notre ancrage est essentielle pour être heureux et confortable dans notre corps et dans notre identité sur terre. Il est également nécessaire d'être bien ancré pour mener une vie enrichissante et vivante donnant lieu à des expériences abouties de la vie sans trop solliciter son mental. C'est la raison fondamentale pour laquelle nous sommes sur terre : trouver le sens de la vie, apprendre et évoluer.

S'ancrer est nécessaire pour l'éveil spirituel

Tous ceux qui désirent évoluer spirituellement ont besoin d'un ancrage spirituel. S'ancrer spirituellement est indispensable pour une évolution certaine. Avoir en même temps une connexion sur les plans supérieurs et sur terre est parfaitement réalisable. L'important, c'est d'être équilibré.

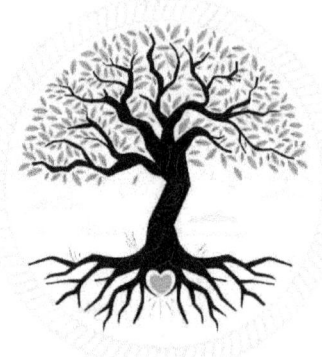

Source image : freepik.com

Nous ne pouvons pas parvenir à « l'éveil spirituel » sans ancrage, nous nous éparpillons et nous n'avançons pas réellement. En effet, si on voulait grandir en conservant notre état d'esprit, nous serions toujours là-haut. C'est essentiel de ne pas permettre à notre mental de s'emballer et de limiter notre développement.

Les signes pour reconnaître un mauvais ancrage

Plusieurs signes nous aideront à déterminer notre degré d'ancrage spirituel :

➢ Nous manifestons un désintérêt pour les biens

matériels, comme : l'argent, l'alimentation, les objets... Si ça ne dépendait que de nous, ils n'existeraient plus.

- ➤ Nous faisons preuve de maladresse.
- ➤ Nous avons légèrement froid aux pieds.
- ➤ Nous estimons être un observateur de notre vie.
- ➤ Nous avons l'impression d'avoir perdu le contrôle des choses.
- ➤ Nous ne prenons jamais la peine de savoir l'heure ou bien le jour qu'il est.
- ➤ Nous ne consultons pas régulièrement notre agenda quotidien et nous oublions des tâches, des rendez-vous.
- ➤ Nous sommes dans nos pensées, dans la Lune.

Comment bien s'ancrer spirituellement?

La méditation et la pensée positive sont essentielles pour améliorer notre ancrage. Nous devons, de prime abord, reconnaître que nous sommes sur terre pour mener une vie matérielle, pour y vivre des aventures extraordinaires, que c'est une grâce d'être vivant et présent là dans notre corps. Nous sommes chanceux. L'ancrage, c'est prendre conscience qu'une vie matérielle peut procurer de grands bienfaits et que ce n'est pas contraire à notre quête d'élévation spirituelle. Vivons dans le moment présent. Menons des activités qui nous plaisent.

Cette technique est très efficace et sa mise en application régulière peut « booster » grandement notre vie. Ce ne sont pas de simples promesses, et il serait bien dommage que nous n'en profitions pas. Elle est gardée secrète et les experts évitent d'en parler par peur de perdre leur influence sur nous.

« Ressens et vis toutes tes émotions,
Alors, tu pourras naviguer à travers elles »

« Donne-toi la permission d'exister pleinement
À travers tes états d'âme et les saisons »

« Sois conscient des histoires
Que tu te racontes à toi-même »

« Vis toute la gamme des expériences humaines »

« Sois curieux de connaître

Quelle partie de toi a besoin de guérison. »

*« Laisse aller tes jugements et
Parle-toi avec compassion. »*

Les 4 zones à franchir

1. **Zone de confort : Être spectateur de sa vie**

    Habitudes, routines, expériences connues, sentiment de contrôle, sécurité.

2. **Zone de peur : Lâcher prise**

    Inquiétude face à l'inconnu, excuses et stratagèmes d'évitement, manque de confiance en soi, peur du regard de l'autre.

3. **Zone d'apprentissage : Prendre des risques**
    Confiance en soi, découverte de son potentiel, plaisir d'apprendre, mise en action, nouvelles compétences, résolution de problèmes et de défis, réussites, talents.

4. **Zone de bonheur : Être acteur/créateur de son bonheur** Magie, vie riche en sens, réalisation de ses rêves et de ses objectifs, croissance, joie, sérénité, bien-être, alignement, enjeux collectifs.

Créer une journée qui vaut la peine d'être vécue

- Levons-nous tôt
- Exprimons de la gratitude pour ce que nous avons
- Faisons quelque chose de productif
- Faisons quelque chose de plaisant et amusant
- Faisons quelque chose pour une autre personne
- Prenons du soleil
- Faisons de l'exercice, peu importe, il faut bouger
- Faisons sourire quelqu'un
- Démontrons de la gratitude et complimentons une personne
- Apprenons ou faisons quelque chose de nouveau

***

Avant de prier – Crois

Avant de parler – Écoute

Avant de juger – Comprends

Avant d'écrire – Pense

Avant de dépenser – Gagne

Avant d'abandonner – Essaye

Parle – Avec douceur et amour

Mange – Consciemment

Respire – Profondément

Agis – Sans peur

Travaille – Patiemment

Pense – De manière créative

Comporte-toi – Décemment

Capitalise – Honnêtement

Économise – Régulièrement

Dépense – Intelligemment

« Pense toujours deux fois avant d'agir ou de parler »

La glande pinéale (le 3ᵉ œil) :

La glande pinéale (épiphyse, 3ᵉ œil ou aussi appelée glande ananas) est une petite glande endocrine de l'épithalamus du cerveau des vertébrés. À partir de la sérotonine, elle sécrète la mélatonine et joue un rôle dans la régulation des rythme biologiques.

La glande pinéale est notre 3ᵉ œil, c'est l'organe à travers lequel nous rêvons et imaginons quelque chose. Quand elle est activée, c'est aussi l'organe qui nous relie à d'autres dimensions de la réalité. Ça nous permet de : voir les êtres d'autres dimensions et au-delà; de partir en voyage astral (laissant notre corps physique pour voyager avec notre corps éthérique); de développer des capacités psychiques, comme la clairvoyance ou la télépathie et même la capacité de voyager à travers le temps.

Elle est aussi, en partie, l'organe qui nous permet de capter, percevoir les fréquences vibratoires, l'oreille du langage universel des vibrations. Notre cœur devient nos cordes vocales, notre bouche qui permet d'émettre les vibrations.

*Le Temple pour atteindre la connexion divine
Est en chacun de nous.*

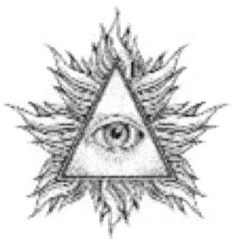

S'il n'y a pas de lumière, la glande pinéale produit de la mélatonine (à partir de sérotonine). Celle-ci est impliquée dans la régulation des cycles de réveil et de sommeil, et sert à contrer les effets du syndrome de différence de fuseaux horaires.

La glande pinéale diffuse une substance appelée DMT (diméthyltryptamine), alias la molécule spirituelle, qui, notamment, est libérée pendant la phase rapide du mouvement oculaire. Donc, quand nous rêvons, elle est chargée de visualiser des images dans un rêve.

La DMT est si puissante qu'elle peut transporter la conscience humaine à travers le voyage dans le temps et entre les dimensions. Une grande quantité de DMT est d'ailleurs produite dans l'état immédiat avant la mort, on lui attribue donc la capacité d'entrer dans des dimensions plus élevées de la conscience. Elle atteint des conditions mystiques ou interdimensionnelles et est le composé (le plus fort) hallucinogène ou enthéogène que l'on retrouve dans la nature.

9 avantages :

1. La concentration
2. La perspicacité
3. Le bonheur
4. L'intuition et la détermination
5. Les rêves d'apparence réelle et lucide
6. L'amélioration de la qualité et de la quantité de sommeil
7. L'augmentation de l'imagination et de la créativité
8. Le déblocage des canaux mentaux pour stimuler la productivité et l'efficacité
9. Active la « visualisation de l'aura », la capacité de voir l'énergie

Décalcification de la glande pinéale

La décalcification se fait en deux temps.

Le **premier** sert à interrompre toute calcification ultérieure de votre glande pinéale, causée par certains modes de vie, d'alimentation ou de facteurs environnementaux, tels que :

- Les halogénures qui sont des substances chimiques du type fluor (un puissant poison qu'il faut éviter à tout prix)

- Le chlore et le bromure

- Le calcium

- Le mercure (contenu dans tous les vaccins médicaux, la crevette, le crabe, le homard, le thon et la majorité des poissons d'eau salée, l'eau du robinet (même bouillie))

- Les pesticides

- L'aspartame K, Le sucre raffiné, la phénylalanine (contenue dans les sirops de fruits)

- Les déodorants, les bains de douche et les

désodorisants d'ambiance (il est recommandé d'utiliser un brumisateur avec des huiles essentielles bios)

- Les produits de nettoyage

- La caffeine, L'alcool, Le tabac

La **seconde** étape consiste à éliminer la calcification existante et à poursuivre le développement de votre glande pinéale.

- L'huile de raie bio Blue Ice

- Le MSM (méthyl-sulfonyl-méthane)

- Le cacao pure bio

- L'acide citrique (3 cuillerées à soupe ou 7 citrons bios par jour, à jeun)

- L'ail

- Le vinaigre de cidre de pomme brut bio (de marque Braggs)

- L'huile d'origan ou de margousier

- Activateur « X », vitamine K1 (légumes à feuilles

vertes) et K2 (les abats, le foie d'oie ou de poulet, le jaune d'œuf, le fromage, le beurre, le natto, la choucroute, les huiles marines, les œufs de poissons et les coquillages.

- Le bore (betterave, ¼ de cuillère à café par litre d'eau de borate de sodium)

- La mélatonine

- L'iode (algues) et la lécithine

- Le tamarin, qui est largement utilisé en médecine Ayurvédique

- L'eau distillée

- Le petit-lait de chèvre avec chlorella, 4 fois par jour

Prenons conscience de notre subconscient

- Il enregistre tout

- Il est toujours alerte et éveillé

- Il contrôle 95% de nos vies

- Il est construit sur les habitudes

- Il nous parle dans nos rêves

- Il n'a pas de langage verbal, mais vibratoire

- Il prend tout littéralement au pied de la lettre!

- Il peut faire des trilliards de choses simultanément

- Il n'est pas logique; c'est l'intellect des ressentis

4- *Les grandes règles, les grandes Lois*

Ne pas perdre de vue que :

Les lois des hommes sont jugées, appliquées sur les actions, et les lois universelles divines sur les intentions et le subconscient.

Le soit dit "jugement dernier", à la fin de chacune de nos incarnations, est basé sur la somme de nos intentions, nos pensées, les <u>motivations</u> de nos actions et non pas de nos actions posées. Avons-nous été en ligne avec notre âme, notre essence, nos valeurs? Il fait aussi parti du Karma qui est appliqué instantanément au cours de notre incarnation afin de nous guider.

Les Lois Universelles

1. **La loi de l'Unité Divine :**

    D'après cette loi, nous vivons dans un monde où les humains, la nature et leurs énergies sont connectés. Donc, chacun de nos mots, pensées, actes ont un impact plus ou moins négatif sur notre entourage familial, amical, amoureux, environnemental. Par exemple, parler à ses plantes avec des mots positifs peuvent les aider à pousser.

2. Loi des Vibrations :

À travers cette loi, nous comprenons que là, dans notre monde, tout est onde et vibration. Tout comme notre environnement, nous sommes en perpétuel mouvement (tout bouge sous un microscope). Chaque élément qui constitue notre univers bouge à sa façon et produit donc des vibrations propres avec sa propre fréquence. Avec un esprit ouvert et conscient, il est possible d'augmenter sa vibration.

3. Loi de la Correspondance :

Elle est étroitement liée à la « Loi de l'Unité Divine ». Tout ce qui se retrouve en haut, se retrouve aussi en bas. Il n'y a pas de séparation entre ce qui se passe à l'intérieur et à l'extérieur. Il existe aussi une correspondance entre le domaine physique, mental, émotionnel et spirituel. La conception que nous avons créera notre réalité, si nous avons une conception négative de l'amour, soyons certains que nous serons constamment déçus. Si on se trouve malchanceux, nous serons malchanceux. Donc, notre perception se doit d'être positive afin de créer du positif.

> *« L'harmonie doit régner dans*
> *tous les aspects de notre vie.*
> *Ne critiquez pas ce que vous désirez*
> *et l'Univers vous donnera selon*
> *vos demandes. »*

4. **La loi de la croyance :**

Nos croyances deviennent notre réalité et notre vérité. C'est pour cela que certaines croyances sont dites "limitantes", car elles nous mettent dans un cadre strict qui nous empêche de faire certaines choses. Mais en fait, c'est nous qui avons créé ce cadre sans parfois même s'en apercevoir. Ces croyances, bien heureusement, peuvent être modifiées. Ayons donc des croyances saines pour nous et pour les autres.

5. **Loi de la gestation :**

Cette loi nous apprend qu'il faut savoir être patient, car dans la vie, tout a une période de gestation pour se développer et évoluer : Comme l'enfant a besoin de 9 mois pour grandir dans le ventre de sa mère, comme la plante a besoin de temps pour passer d'une graine à un arbre, comme la chenille a besoin de temps pour devenir papillon.

6. **Loi de L'Attraction :**

Par la seule force de notre pensée, nous pouvons attirer ce que l'on souhaite. Le positif attire le positif, comme le négatif attire le négatif. Chacune de nos pensées, émotions, actions, attirent des énergies semblables à celles produites. Cette loi est la plus simple à expérimenter au quotidien. La gratitude, par exemple, est un bon moyen d'attirer du positif et de l'abondance en plus de pratiquer la pensée positive.

7. **Loi des Actions Inspirées :**

Cette loi requiert le passage à l'acte. Pour que les choses que nous souhaitons se manifestent, nous ne pouvons pas rester passifs, il faut agir. Si vous avez des objectifs précis, essayez de faire des activités qui s'alignent avec ceux-ci. Même si l'expérience était un échec, elle serait toujours une leçon. Donc, il n'y a que du positif à tirer du fait de passer à l'action, en plus de penser et de visualiser le positif.

8. **Loi de la Transmutation perpétuelle de l'Énergie :**

   Chacun a le pouvoir de changer sa vie en se libérant des énergies et des vibrations négatives (de basses fréquences) et créant des énergies et des vibrations positives (de hautes fréquences). On peut! Nous avons le pouvoir de changer le négatif en positif.

9. **Loi de Cause à Effet :**

   Vous connaissez aussi probablement cette loi, on l'appelle karma ou loi de la correspondance. Le karma est un principe hindouiste qui veut que la vie des hommes dépende de leurs actes et pensées. Rien ne se produit au hasard, car chaque effet a des causes. Un dicton connu qu'illustre cette loi est : « On récolte ce que l'on sème ».

10. **Loi de Compensation :**

    C'est la loi de cause à effet appliquée dans un cadre précis. On reçoit ce que l'on donne, et donner beaucoup est un réel investissement, car on reçoit parfois bien plus! Mais il faut garder en tête de faire l'action dépourvue d'intérêt, de façon totalement désintéressée.

11. **Loi de la Relativité :**

   Cette loi stipule que dans la vie, nous traversons tous des périodes difficiles qui nous mettent à l'épreuve. Mais ces épreuves aident à développer l'endurance et la force intérieure. Ces défis/challenges constituent de réelles opportunités à saisir et aident à s'élever.

12. **Loi de la Polarité :**

   Cette loi affirme que dans la vie, tout à un contraire. Il n'y a pas de moment de joie sans moment plus difficile, comme il n'y a pas de moment malheureux sans moment de bonheur. Le Yin et le Yang, le blanc et le noir, le féminin et le masculin. À nous de chercher le positif dans chaque situation plutôt que de s'attarder sur le négatif.

13. **Loi du Rythme :**

   Dans l'Univers, tout a sa vibration, donc sa fréquence et son rythme. C'est pour cela qu'il existe les 4 saisons, le cycle lunaire… Lorsque l'on est submergé par le négatif, il ne faut pas rester concentré dessus, sinon on entre dans un cercle vicieux. Il faut juste se souvenir que ce n'est pas permanent et que les orages aident à mieux apprécier les jours ensoleillés.

14. **La loi de l'Analogie :**

Cette loi relie le domaine physique, scientifique au domaine holistique, spirituel. Chaque loi du monde scientifique trouve une correspondance dans le monde spirituel. L'intérieur est lié à l'extérieur. Donc, tout ce qu'on peut changer en nous, on peut le changer autour de nous.

15. **Loi du Genre :**

La loi du genre explique que tout a une part de féminin et de masculin. Le Yin (féminin) et le Yang (masculin) sont le fondement de toutes choses. Par exemple, l'homme comme la femme a des énergies féminines et masculines qui n'ont rien à voir avec les stéréotypes comme une fille « garçon manqué » ou encore un garçon « efféminé ». La finalité serait d'arriver à équilibrer ces deux énergies.

« L'homme qui plante des arbres, en sachant qu'il ne profitera jamais de son ombre, à commencer à comprendre le sens de la vie. »

Les 12 Lois du Karma

Le karma est une force invisible qui découle de notre comportement, de nos intentions, de nos pensées et de nos actions. Le principe est basé sur la loi de l'univers que tout est en mouvement et que tout est énergie. L'énergie que nous avons émise en réalisant une action ou une pensée, positive ou négative, reviendra tôt ou tard sous la même fréquence que nous l'avons émise, et parfois décuplée.

Karma est un mot issu de la mythologie hindoue qui signifie « action ». Il stipule, tout comme la loi de Newton en science, que « toute action engendre une réaction ». Bref, le karma nous apprend que personne ne peut échapper aux conséquences de ses actes ou de ses pensées.

1. **La Grande Loi :**

    « **On récolte ce que l'on sème** ». Nous sommes responsables de nos actions, et donc, de leurs conséquences. Si nous semons des graines positives autour de nous, il y aura de bonnes/belles choses qui nous arriveront en retour **si** le tout est fait dans le détachement de la récompense, une action gratuite, une intention pure.

2. **La loi de la création :**

   « **Nous participons à la réalisation de nos souhaits** ». Nous sommes acteurs de notre vie et seuls responsables de nos bonheurs et de nos malheurs. Il nous revient donc de nous entourer de personnes qui nous tirent vers le haut et de faire ce qui nous plaît.

3. **La loi de l'humilité :**

   « **Acceptons les choses telles qu'elles sont car les refuser ne changera rien** ». Se concentrer sur les éléments négatifs est une véritable perte d'énergie. Cela nous bloque et nous empêche d'avancer. Acceptons le présent pour créer un avenir meilleur.

4. **La loi de la croissance :**

   « **Notre propre épanouissement est à placer avant toute chose** ». Une nouvelle voiture ou un nouveau smartphone ne nous rendra pas plus « heureux ». C'est en changeant intérieurement que notre vie changera. Aimer la vie revient donc à s'aimer soi-même.

5. **La loi de la responsabilité :**

    « **Nous reflétons ce qui nous entoure et ce qui nous entoure nous reflète** ». Nous sommes tous capables de transformer notre réalité en modifiant simplement notre état d'esprit. Avec des pensées saines et positives, nous pouvons transformer notre quotidien. Et si notre vie est meilleure, nos pensées le seront également.

6. **La loi de la connexion :**

    « **Tout est relié dans l'univers** ». Passé, présent et futur sont connectés. Les petits et les grands éléments qui composent notre vie le sont aussi. Toute action a des conséquences. Chaque petite chose de la vie a donc son importance.

7. **La loi de la concentration :**

    « **Bannissez les mauvaises pensées, et accomplissez une chose à la fois** ». Chaque chose en son temps. N'encombrons pas notre cerveau de pensées négatives et concentrons-nous sur ce qui nous rend vraiment heureux.

8. **La loi du don et de l'hospitalité :**

    « **C'est en étant altruiste que nous dévoilons nos intentions réelles** ». L'altruisme est une qualité essentielle. Il ne suffit pas de dire « je veux aider », il faut le faire réellement. Poser des actes. C'est aussi en aidant les autres que l'on peut trouver son propre équilibre spirituel et accéder au bonheur.

9. **La loi du ici et maintenant :**

    « **Seul le moment présent nous appartient vraiment** ». Se concentrer sur le passé et sur l'avenir nous empêche de vivre réellement l'instant présent. Détachons-nous de nos erreurs passées, évitons de perdre du temps à rêvasser, ce qui compte réellement est ce qui se passe ici et maintenant.

10. **La loi du changement :**

    « **À moins d'être changée, l'histoire se répète. Ce choix est entre vos mains** ». Chacune de nos erreurs est une leçon de vie. Il est important d'en prendre conscience et de mettre en place les changements nécessaires pour qu'elles ne se reproduisent pas infiniment. Cela n'en tient qu'à nous.

11. La loi de la patience et la récompense :

« La patience nous offre les meilleures récompenses » Les plus belles récompenses sont celles qui nous ont demandé de gros efforts et de gros sacrifices. Patience et persévérance sont les mots d'ordre d'un acheminement réussi vers une vie plus heureuse.

12. La loi de la valeur et de l'inspiration :

« La valeur d'une chose est une conséquence directe de l'énergie et de l'intention que l'on y met ». L'argent et les objets ne mèneront jamais au bonheur absolu. Entretenons l'amitié, les liens familiaux et l'amour, ce sont les seules choses qui comptent réellement.

15 conseils des Ancêtres

1. Se lever avec le soleil pour Prier, seul.

2. Soyons tolérants envers ceux qui ont perdu leur chemin : L'ignorance, la vanité, la colère, la jalousie et la cupidité proviennent d'une âme perdue. Prions pour qu'ils trouvent une orientation.

3. **Cherchons nous-même, par nos propres moyens :** Ne permettons pas aux autres de tracer notre chemin à notre place. C'est notre chemin, et le nôtre seulement. D'autres peuvent marcher avec nous, mais personne ne peut tracer notre chemin pour nous.

4. **Traitons les invités dans notre maison avec beaucoup de considération :** Servons-leur la meilleure nourriture, donnons-leur le meilleur lit, et traitons-les avec respect et honneur.

5. **Ne prenons pas ce qui ne nous appartient pas, que ce soit d'une personne, d'une communauté, de la jungle ou d'une culture :** Il n'a pas été donné ou gagné. Ce n'est pas le nôtre.

6. **Respectons toutes les choses qui sont sur cette terre, qu'il s'agisse de personnes, d'animaux ou de plantes.**

7. **Honorons les pensées, les souhaits et les paroles de toutes les personnes :** Ne les envahissons jamais, ne nous moquons pas d'eux et ne les imitons pas de manière grossière. Laissons à chacun le droit de l'expression personnelle.

8. **Ne parlons jamais des autres de mauvaise manière :** L'énergie négative que nous envoyons dans l'univers se multipliera quand elle reviendra vers nous.

9. **Tout le monde fait des erreurs et toutes les erreurs peuvent être pardonnées.**

10. **Les mauvaises pensées provoquent des maladies de l'esprit, du corps et de l'âme :** Pratique de l'optimisme.

11. **La nature n'est pas pour nous :** C'est une partie de nous. Elle fait partie de notre famille mondiale terrestre.

12. **Les enfants sont les graines de notre avenir :** Semons l'amour dans leur cœur et arrosons-les de sagesse et de leçons de vie. Quand ils grandiront, donnons-leur de l'espace pour grandir.

13. **Évitons de blesser le cœur des autres :** Le poison de leur souffrance nous reviendra.

14. **Soyons toujours sincères :** L'honnêteté est la preuve de la volonté d'une personne dans cet univers.

15. **Gardons notre équilibre :** Notre personne mentale,

notre personne spirituelle, notre personne émotionnelle et notre personne physique. Toutes ont besoin d'être fortes, pures et saines. Faisons travailler notre corps pour renforcer notre esprit.

« Devenons forts spirituellement pour guérir les maladies émotionnelles »

Les 10 commandements Amérindiens

1. Restons proches du Grand Esprit.
2. Montrons un grand respect envers les autres êtres vivants.
3. Soyons toujours fidèles à la vérité, l'intégrité et à l'honnêteté.
4. Faisons ce qu'il nous paraît juste.
5. Soignons le bien-être de l'esprit et du corps.
6. Montrons du respect envers la terre et tout ce qui vit dessus.
7. Assumons pleinement la responsabilité de nos actions.

8. Faisons don d'une partie de nos efforts pour le plus grand bien.

9. Travaillons ensemble pour le bien de toute l'humanité.

10. Prêtons assistance et gentillesse là où il y a un besoin.

Principes spirituels

- « *Quiconque nous rencontrons est la bonne personne* »: Personne n'arrive dans notre vie par hasard. Toute personne avec qui nous entrons en contact est là pour nous enseigner quelque chose.

- « *Peu importe ce qui est arrivé, c'est la seule chose qui pouvait arriver* » : Chacune des circonstances de notre vie est absolument parfaite, même si elle semble défier notre compréhension et notre égo. Attendre, apprendre la leçon et avancer.

- « *Chaque moment est le bon moment* » : Toute chose commence au bon moment, ni trop tôt, ni trop tard. Quand nous sommes prêts pour quelque chose de nouveau dans notre vie, c'est là, prêt à débuter.

- « *Ce qui est terminé est terminé* » : L'expérience nous a permis d'évoluer, de nous enrichir. Il est temps de lâcher prise et d'avancer.

« Les amérindiens vivaient en pleine conscience selon le principe que chacune de leurs actions, de leurs paroles, de leurs intentions se répercuteraient sur les 7 générations suivantes. »

Les 12 Lois de la Gratitude

1. Plus nous sommes dans un état de gratitude, plus nous attirons les choses pour lesquelles nous sommes reconnaissants.

2. Être heureux ne nous rendra pas toujours reconnaissants, mais être reconnaissants nous rendra toujours heureux.

3. La gratitude favorise le vrai pardon, lorsque nous pouvons dire sincèrement : « Merci pour cette expérience ».

4. Nous n'avons jamais besoin de plus que ce que nous disposons pour l'instant.

5. Soyons reconnaissants pour les changements

actuels.

6. La gratitude comprend tout : Les bons jours nous donnent le bonheur, et les mauvais la sagesse. Tout ce qui a contribué à notre croissance, nous devons tout inclure dans notre gratitude.

7. Un esprit reconnaissant ne prend jamais les choses pour acquises.

8. Lorsque l'on exprime notre gratitude, nous ne devons pas oublier que la plus grande satisfaction est de ne pas simplement lancer des paroles, mais de vivre à travers elles tous les jours.

9. La gratitude inclut la rétribution.

10. Le plus bel hommage aux personnes et aux circonstances disparues n'est pas le deuil, mais la gratitude.

11. Pour être réellement reconnaissants, nous devons être vraiment présents.

12. Lâcher prise multiplie le potentiel de gratitude.

Ce que nous aurions aimé apprendre à l'école

- La pleine conscience

- La régulation et l'utilité des émotions

- La confiance en soi

- La valeur de soi et l'estime de soi

- Faire des erreurs fait partie de l'apprentissage

- Que « NON » est une phrase complète

- Recadrer les pensées négatives

- Comment ne jamais perdre l'enfant intérieur en nous

- Le respect de ce qui Est et des autres

- Comment nous connecter à notre âme/notre essence originelle et comment l'incarner

- Connaître nos différents corps

- La méditation

- Le discernement

En somme, nous aurions aimé avoir accès au savoir que vous trouverez dans ces pages.

5- États d'Esprit à Adopter

Vivre en pleine conscience, vivre éveillé

C'est tout simplement de connaître, de savoir, de reconnaître, de comprendre ce qui EST, connaître le pourquoi, le comment, les sous-couches de chaque chose et ses répercussions, ses effets.

Par exemple, connaître les mécanismes d'échanges physiologiques qui régissent notre corps et ceux qui nous gardent en santé ou ceux qui nous rendent malades. Les échanges entre ce qui entrent, se transforment dans nos différents organes jusqu'au rejet sous différentes formes.

Être conscient de la provenance et du processus des aliments qui nourrissent notre corps : la graine, la semence qui échange avec la terre, l'eau et le soleil pour devenir une plante, un légume, qui prend du temps pour être prêt, mature à la consommation, sa récolte, son traitement, sa transformation, son transport, sa distribution, le travail de tous ces humains qui participent à cette vaste chaîne jusqu'au marché où nous nous procurons cet aliment. Par la suite, c'est être conscient : connaître ses propriétés nutritionnelles pour notre corps; la manière optimale de le consommer; les combinaisons d'aliments pour en retirer le plus grand bien.

Être conscient, tout au long de la préparation, dans le moment présent, de chaque action qui précède l'ingestion : les saveurs, les odeurs, l'épicé, le sur (acide), l'amer, le sucré, sur quelle partie de notre langue ces subtilités seront détectées. Le chemin qu'empruntera cet aliment, sa transformation dans notre corps, l'apport qu'il amène à chaque partie de notre corps : amélioration de la vue, de la mémoire, des os, du cœur, etc.

C'est ça être responsable : en pleine conscience de notre vie, de notre corps, ce qui y rentre, par la peau, par les voies respiratoires, par ingestion. Qu'est-ce qui l'influence? Les ondes, les produits chimiques, le SUCRE, les drogues, l'alcool (qui est un type empoisonnement alimentaire, soit dit en passant), les énergies qui nous entourent.

C'est être conscient de nos blessures et de leurs effets sur nos paroles, nos actions, nos motivations. Être conscient des effets sur l'autre.

C'est cela ÊTRE CONSCIENT, ÊTRE RESPONSABLE de sa vie, reprendre le contrôle. Vous vous dites que je suis fou/taré, que c'est trop compliqué, trop demandant, que c'est impossible. Eh bien, ce serait instinctif et déjà programmé dans notre inconscient si nous l'enseignions à nos enfants dès leur plus jeune âge. C'est à nous de comprendre aujourd'hui le vrai sens de la vie. Nous plantons la graine de l'arbre dont nous ne profiterons peut-être jamais de son ombre. Soyons la transition, le changement vers une vie, un monde à notre image, de bonté, d'amour et de bienveillance.

Le monde est ce qu'il est aujourd'hui, car nous voulons tout, tout de suite, maintenant, et consciemment, nous ne voulons pas connaître les répercussions de nos choix.

Mais il est aussi vrai que nous avons le contrôle! Nous sommes responsables du vieillissement de **NOS** cellules, de leur développement, de notre corps. (Physiologiquement, dans des conditions idéales, le corps humain peut dépasser les 200 années de loyaux services à l'âme; plusieurs clament que Marie, Mère de Jésus, a vécu plus de 800 ans; La Grande Pyramide d'Égypte est un temple canalisant les énergies éthériques pour rajeunir le corps humain.) Donc, soyons-en conscients et nous pourrons nous aussi profiter de l'ombre de cet arbre...

Il est temps de devenir en pleine conscience de chacun de

nos choix et de leurs répercussions, (telle une roche lancée sur la surface de l'eau, il y a une multitude de vagues décroissantes d'intensité, il en est de même pour nos pensées, nos actions, nos mots, nos phrases), tout en se demandant si ce choix est aligné avec nos propres valeurs, notre âme, notre essence, notre chemin de vie.

Un humain qui se ment à lui-même et qui croit ses mensonges devient incapable de discerner la vérité, que ce soit la sienne ou celle des autres.

Il vient ensuite à perdre son respect envers lui-même et envers les autres.

Quand il n'a plus de respect pour personne, il ne peut plus aimer, et pour se distraire, n'ayant plus d'amour en lui, il s'abandonne à ses pulsions, il s'adonne dans les plus basses formes de plaisir égocentrique.

La méditation

C'est la racine, la base, le départ de tout notre voyage humain dans la matière. Apprendre à méditer, c'est prendre connaissance d'un nouveau monde, voyager au centre de soi, se reconnecter à notre essence originelle, notre âme.

C'est aussi pour se réapproprier notre vie, notre pouvoir, notre indépendance, notre libre arbitre. La méditation, c'est faire le vide intérieur, c'est le silence, l'écoute du silence au travers de tous nos sens : l'ouïe, l'odorat, le goûter, l'intuition/troisième œil, les vibrations (dans le silence du mental intérieur, nous sommes en mesure de capter toute l'information, la connaissance, le savoir et la sagesse que l'Univers nous offre). Car tout est connecté et tout est vibration.

L'Univers n'aime pas le vide et c'est à nous de veiller à voir le lien entre chaque chose qui existe pour en comprendre le sens. C'est être alerte afin de capter toutes les subtilités de l'objet de nos intentions uniquement. C'est par ce voyage intérieur que nous reprenons le contrôle de nos vies et qui nous permet de nous exprimer dans la plus pure version de qui nous sommes.

En termes plus pratiques :

- Respirons profondément selon différentes techniques connues (Kundalinique, Win Hof, ventrale ou abdominale, costale ou thoracique, claviculaire, etc.)

- Partons à la découverte de nos ressentis physiques afin d'habiter notre corps en ne portant aucune attention sur les idées ou les pensées qui n'ont pas lieu d'Être.

- Visualisons des racines partant de nos pieds, s'immisçant dans le sol et prendre de l'expansion jusqu'au plus profond de la terre. Puis, laissons émerger l'énergie (rouge-doré) que nous puisons pour la faire cheminer dans votre corps, de la base de la colonne vertébrale tout en remontant jusqu'au sommet du crâne.

- Visualisons ces racines se transformant au travers de notre corps en branches, se connectant au réseau énergétique vibratoire du ciel et de l'Univers.

- Visualisons l'énergie de l'Univers (bleu argenté) arrivée par le sommet de votre tête, telles les branches de l'arbre.

- Scrutons nos corps physique et énergétique pour relâcher toutes tensions ou résistances.

- Au fil de nos respirations profondes, entamons le processus d'activation et de nettoyage des chakras en suivant l'ordre (toujours de la base jusqu'au sommet), débutant avec le chakra racine et se terminant avec le chakra couronne. Certains peuvent aussi ressentir l'ouverte d'autres chakras, considérés comme des chakras spirituels : L'Étoile de Terre (sous le chakra racine, de couleur noir- argenté), le chakra Causal (blanc-doré, au-dessus du chakra couronne), le chakra étoile de l'âme (magenta au dessus du chakra causal), et finalement le chakra « porte des étoiles » (au dessus de l'étoile de l'âme de couleur jaune or).

- Au fur et à mesure que vous purifiez vos chakras, vous allez puiser l'énergie purificatrice de la terre par vos racines.

- Visualisez une extension au canal (partant du bas de votre colonne vers le centre de la Terre) qui renvoie l'énergie sombre, de basses fréquences, de chacun des chakras pour aller se dissoudre en les brûlant dans le magma.

- À partir de ce moment, c'est votre intention qui dictera la direction de la méditation : questions et messages de vos guides, clairvoyance, reconnexion à votre essence originelle, Énergie de Reiki/guérison, connexion à nos guides, utilisation d'un des multiples «dons spirituels»: télépathie, télékinésie, transmutation, voyage dans le temps, voyage de notre esprit sur le globe, régénération de la faune et de la flore, etc. À ceux-là peuvent être ajoutés la lecture des fréquences vibratoires, les canalisations et les voyages astraux, pour ne nommer que les principaux.

- Tout dépend de l'intensité à laquelle vous vibrez, celle que vous créerez (l'intensité de l'expression de vos dons, l'intensité de la clarté de votre connexion à vos guides, l'intensité de vos énergies de guérison.

Mais cela demande la plus grande des disciplines d'auto-pédagogie pour ancrer cet automatisme dans notre inconscient et être l'inspiration des futures générations.

La pleine conscience de qui nous somme, la répercussion de chacune de nos actions, en pleine conscience de chacune de nos paroles, en pleine conscience de chacune de nos intentions.

Se responsabiliser face à ce qui est, dans toute sa simplicité, sans interprétation ni influence extérieure qui soit.

Des Êtres composés d'énergies à la base, qui voyagent la galaxie, s'incarnant dans différentes « classes d'enseignement », différents mondes sur différentes planètes, différentes densités, pour apprendre, toujours apprendre, afin de tendre vers la plus pure version de nous-même (nos valeurs) dans chacune de nos actions, de nos pensées, de nos intentions.

Vivre dans le moment présent

C'est le premier pas, vivre dans l'instant présent, sans passé, sans futur, juste ici et maintenant, en pleine conscience, incarnant entièrement notre âme, notre essence originelle dans le lâcher-prise et la foi en la vie.

Un pas à la fois, une pensée à la fois, une intention à la fois, une action à la fois en pleine conscience.

Seulement et tout simplement ÊTRE

Dans la plus simple expression
De notre âme, notre essence.

La pratique du moment présent se fait par les jeux, le sport, toutes activités demandant un grand niveau de concentration qui nous ramènent inévitablement dans le moment présent, hors de notre intellect, par notre cœur, notre intuition. On vit le moment présent lorsque le temps s'arrête, le passé n'est plus, le futur n'est pas encore.

Vivre dans le détachement, le lâcher-prise

C'est le deuxième pas vers la libération de notre âme, vers notre plein potentiel humain. Laisser aller ce qui est et ne pas chercher à contrôler les évènements au-delà de nos capacités, c'est accepter et s'adapter aux changements. La capacité à voir la réalité telle quelle et sans se laisser dominer par une réalité imaginaire. Ne pas se laisser influencer par la peur de notre égo qui veut tout contrôler, exister, être reconnu.

Ne pas s'attacher aux émotions mais les reconnaître, prendre conscience de leurs enseignements, leurs messages et les laisser partir. Tout est mouvement, tout est composé d'atomes en mouvement, rien n'est fixe. Par exemple : lors d'une émotion, elle est ressentie, on comprend ce qui l'a initiée, on comprend son effet sur nous, on prend conscience de son enseignement du moment, ce que nous avons à travailler comme blessures, on la remercie d'être et on la laisse passer, nous quitter.

C'est prendre de la distance avec ce qui nous fait mal, nous tourmente, nous empêche d'avancer.

Lâcher prise, c'est accepter ce qui Est et en tirer le meilleur parti, c'est soustraire le désir de contrôle de l'égo.

Étapes du lâcher-prise :

- Identifions la source
- Acceptons notre réaction, ne résistons pas
- Laissons aller et respirons du ventre
- Arrêtons de contrôler et adaptons-nous à la situation
- Agissons/faisons le point/acceptons nos limites

L'empathie

L'empathie est la capacité de ressentir les émotions, les vibrations. Ce n'est pas toujours facile d'acquérir cette capacité, ça prend de la force et du courage pour ressentir les émotions des autres en plus des nôtres, mais cette empathie nous permet de mieux vivre ensemble.

L'empathe a le pouvoir de mieux comprendre l'autre, en portant une attention consciente à ses sentiments, à ses fréquences vibratoires, à ce qu'il dit ou ne dit pas. C'est prendre le temps en pleine conscience de regarder et de ressentir ce qu'il se passe autour de nous dans le moment présent.

L'empathie nous rend aussi plus tolérants, car elle nous permet de nous mettre à la place des autres et de comprendre leur point de vue selon leur réalité, leur chemin de vie, leur apprentissage.

Elle nous permet de voir au-delà de nos conditionnements, de voir le monde, nos objectifs, nos buts et même nos peurs. Donc, elle nous permet d'acquérir la sagesse pour parcourir d'autres voies, de nouveaux chemins de vie.

- L'empathie c'est **détecter** les émotions de l'autre
- L'empathie c'est **imaginer** ce que l'autre peut ressentir
- L'empathie c'est **identifier** ce que l'autre ressent réellement
- L'empathie c'est **comprendre** ce que l'autre ressent
- L'empathie c'est **voir** les choses du point de vue de l'autre
- L'empathie c'est **écouter** réellement ce que l'autre a à dire

Types d'empathe

a. **Intuitif/conscient** : expérience de vision et de savoir intuitif, le 3e œil, ce type d'empathe a la capacité de percevoir la vraie personnalité/la vraie nature des autres.

b. **Physique** : Ressent les douleurs ou les sensations physiques des autres.

c. **Émotionnel** : Ressent les énergies émotionnelles des autres.

d. **Flore** : Ressent les énergies, la sagesse et le savoir des plantes, des arbres et de la végétation.

e. **Géomatique** : Ressent les énergies de la planète, des villes et des endroits. Ils peuvent ressentir si une catastrophe naturelle est imminente.

f. **Faunique/fanna** : Ressent les énergies des animaux, du règne animal. Il peut les entendre et interagir avec eux.

g. **Médium** : Arrive à sentir, à voir ou à entendre les esprits. Ceux qui errent entre deux mondes.

h. **Psychométrique** : A la capacité de recevoir de l'énergie et de l'information provenant d'objets inanimés, tels que les photos, les bijoux, les accessoires, etc.

i. **Télépathique** : Peut lire les pensées inexprimées des autres.

j. **Cognitif** : Peut ressentir une situation ou un événement avant qu'il arrive, par le biais de rêves, avec de grandes sensations émotionnelles ou physiques. Il est capable de prédire l'avenir, tout en ayant une grande capacité d'écoute de leur instinct.

k. **Heyoka** (terme amérindien) : Il est le plus puissant type d'empathe. Il est le miroir émotionnel vivant pour ceux qui l'entourent. Il révèle les lacunes et les faiblesses, les défauts et les points forts de chacun des individus en les mettant à nu.

Premièrement, afin de mieux vivre avec notre don d'empathie, il faut savoir prendre du recul et prendre conscience, différencier que les problèmes des autres ne sont pas les nôtres.

Deuxièmement, il faut savoir se retirer, s'isoler lorsque les émotions sont trop fortes. Se trouver une activité qui nous détend, se concentrer sur nos ressentis émotionnels personnels, se créer une bulle de protection autour de nous, s'imaginer dans un endroit silencieux, apaisant, telles que la forêt, une plage, sous l'eau.

Nous pouvons aussi utiliser la sophrologie comme technique :

> ➤ Pompage des bras/épaules tendus, poings fermés le long du corps de haut en bas, puis expirer d'un coup en abaissant les épaules, en ouvrant les mains tout en chassant l'énergie de tensions présentes. (3 fois)

- Nous faisons tourner le haut de notre corps de gauche à droite avec les genoux légèrement pliés et les bras ballants. Augmentons se mouvement afin d'arriver à regarder derrière nous et rediminuons lentement ce mouvement pour retourner au neutre. (3 fois)

- Inspirons en levant nos bras jusqu'à l'horizontal, les paumes vers le bas, retenons notre air en pause et secouons les mains comme pour les sécher en expirant notre air au fur et à mesure que nous redescendons les bras le long de notre corps. Faire une courte pause en respiration libre et visualisons l'évacuation des idées, des énergies, des sensations dites « négatives ».

- En vidant complètement notre air, fléchissons légèrement les jambes, mains sur nos genoux, et sortons- entrons notre ventre dans un mouvement de va-et-vient de l'abdomen. Cet exercice peut nous détendre en cas d'angoisse, de trac et facilite notre transit intestinal.

Vivre dans l'humilité

C'est l'état d'esprit recherché qui teinte nos actions et nos échanges, car nous sommes tous égaux tout en étant tous différents, avec nos forces, nos faiblesses, nos blessures, nos aventures, notre vécu, nos valeurs, notre essence propre à chacun de nous.

Seul l'égo recherche à nous positionner différemment. S'abandonner à l'égo, c'est la mort de l'âme. Bien sûr que l'égo est utile, je ne dis pas de l'effacer, mais il faut seulement être en pleine conscience de la façon dont il nous dirige pour reprendre notre pouvoir, se responsabiliser et ne pas s'y abandonner aveuglément.

Il y a plus de 8 milliards de façons de voir, de façons d'aimer, de façons de vivre, 8 milliards de vérités.

Aucune n'est meilleure, ni même supérieure ou inférieure, elles sont toutes propres à chacun de nous et nous sommes tous uniques dans cette toile parfaite d'Êtres uniques interconnectés.

C'est ça l'humilité!

Mais avant tout, l'humilité doit être juste, sans mission particulière. Certains d'entre nous pensent tellement devoir accomplir quelque chose qu'un égrégore se diffuse autour d'eux et entraîne donc des responsabilités, des attentes, et les attentes créent de la déception, car il y a un idéal à atteindre.

N'oublions pas qu'en réalité, la seule chose que nous devons réaliser : c'est nous-même, notre véritable soi, être la meilleure version de nous, de notre âme, de notre essence ici dans la matière, apprendre à connaître toutes les nuances de notre essence dans toutes ses subtilités. Tout est juste, suivez votre cœur, il ne se trompe jamais.

La Gratitude

La gratitude, aussi appelé reconnaissance, c'est le sentiment d'apprécier la vie, ce que nous avons, apprécier notre famille, nos amis, la santé. Reconnaitre le positif dans nos vies. C'est également un niveau vibratoire et lorsque nous vibrons cette fréquence nous attirons le bien, le bonheur, la bienveillance.

Comment exprimer sa gratitude au quotidien?

Au lieu de se concentrer sur les problèmes en ayant peur du pire, concentrons-nous sur les choses positives. Ne nous disons pas : « Je m'attends au pire ». Si nous réagissons de la sorte, eh bien le pire va arriver. Au lieu de cela, répétons-nous que nous sommes magnifiques et que nous méritons le meilleur de la vie.

Si on ne voit que le négatif en étant pessimiste, notre taux vibratoire sera au plus bas et ce sera la catastrophe car nous allons attirer des évènements de basses fréquences. Si nous restons optimistes, tout aura une solution. **Répétons à chaque fois que nous avons un souci : « Chaque problème à une solution. »** Nous pourrons constater dans notre quotidien que c'est une réalité.

Être pessimiste envoie des ondes négatives
Être optimiste envoie des ondes positives
C'est d'une simplicité déconcertante!

Faisons preuve de reconnaissance vis-à-vis de nous. Cherchons ce que nous aimons chez nous : nos yeux, notre sourire, notre générosité, ou bien, être une bonne personne.

Prenons conscience de ce qu'il y a de mieux en nous, ne nous concentrons pas sur nos défauts. Si nous n'arrivons pas à trouver ce que nous aimons, eh bien regardons autour de nous. Le soleil, le ciel, l'herbe, l'arbre. Nous avons une chance incroyable de vivre sur cette belle planète.

« Essayons de relativiser chaque situation. Nous aurons toujours plus de chance qu'une autre personne. »

Inverser le négatif en positif

La gratitude a ce pouvoir d'inverser le courant négatif en courant positif. De ce fait, nous serons dans la bonne énergie vibratoire. Exprimer sa reconnaissance envoie de l'énergie positive et nous en recevrons en retour. Cela fait partie des lois de l'attraction.

Appliquer les règles de la gratitude va donner un nouveau souffle à notre vie. Il faut exprimer notre reconnaissance tous les jours et même plusieurs fois par jour. En développant ce sentiment de grâce, nous allons attirer plus de chance, de sérénité, de paix et nous vivrons dans le bonheur, c'est mathématique.

Le secret, c'est la provenance et l'authenticité de notre gratitude. Elle doit être pure, ressentie, elle doit venir du cœur, de l'âme, sans but, sans arrière-pensée. Une fausse gratitude, non ressentie, faites dans un but précis n'a aucune incidence, elle sera vaine.

Observons bien les signes afin d'être guidés

Apprécions tous les signes de synchronicité, les heures miroirs par exemple. Ce sont des cadeaux de votre ange gardien et de vos guides qui vous disent qu'ils sont là à vos côtés et que vous êtes sur la bonne voie. Observons bien tous ces signes de synchronicité, nous allons en recevoir de plus en plus. Ces signes vont nous guider. Nous allons les apprécier de plus en plus, et finalement nous dire : « *Pourquoi je n'ai pas commencé avant?* »

Astuce pour transformer sa vie et accéder au bonheur

Tenir un cahier de gratitude pour favoriser la chance

Si nous souhaitons obtenir les bienfaits de la gratitude et des lois de l'attraction très rapidement, il faut :

- Un cahier (agenda ou carnet) et un stylo
- 10 minutes de notre temps (le temps de gratitude)
- Écrire tous les jours pendant un mois

Prenons un cahier et, tous les jours, notons ce qui nous est arrivé de bien, tout ce qu'il y a eu de positif.

Au début, ce sera peut-être un peu long, mais nous allons réussir à trouver toutes ces belles choses qui nous sont arrivées. En les notant pendant un mois, nous allons pouvoir remercier l'Univers. Notre vie sera transformée, et ce, grâce au temps de gratitude. Nous serons connectés sur la bonne fréquence d'énergie et nous pourrons ouvrir les bras au bonheur.

Attirons l'abondance et laissons le bonheur nous envahir

Laissons l'abondance nous envahir. Nous allons ressentir une grande transformation, avec de surcroît, des phénomènes de synchronicité incroyables. Laissons le bonheur entrer chez nous. Ce n'est pas difficile d'être heureux, il suffit juste d'exprimer sa gratitude et d'apprécier ses bienfaits. Le plus difficile, en fin de compte, c'est juste de commencer.

- a- Plus nous serons dans un État de Gratitude, plus nous attirerons des choses pour lesquelles nous serons reconnaissants.

- b- Être reconnaissant nous rendra toujours Heureux.

- c- La Gratitude favorise le véritable pardon.

d- Nous n'avons jamais besoin de plus que ce que nous avons à un moment donné.

e- La Gratitude comprend tout.

f- Ce dont nous sommes reconnaissants dans les changements actuels.

g- L'Esprit reconnaissant ne prend jamais les choses pour acquises.

h- Lorsque nous exprimons de la Gratitude, la plus grande appréciation c'est de vivre les mots que l'on dit au quotidien.

i- La Gratitude inclut la rétribution.

j- Le plus grand Hommage aux personnes et aux circonstances perdues, c'est la Gratitude.

k- Pour Être reconnaissant, il faut Être présent, en pleine Conscience.

l- Lâcher le contrôle multiplie le potentiel de Gratitude.

Amour et Respect

Honnêteté :

- Communiquer ouvertement
- S'exprimer avec franchise
- Respecter notre parole donnée
- Révéler notre réalité émotionnelle
- Agir avec intégrité

Confiance :

- Être conscient de la valeur de chacun
- Se fier à l'autre en acceptant une part de vulnérabilité réciproque
- Donner le bénéfice du doute
- Agir sans craindre d'être trompé

Coopération :

- Demander sans exiger
- Accepter le changement

- Prendre les décisions en commun

- Résoudre les conflits sans cris, sans manipulation ou attaque personnelle

Responsabilité :

- Admettre ses erreurs (et le dire, si on se trompe)

- Répondre de ses actes, de sa parole et de ses valeurs

- Assumer les conséquences

- Réparer le tort causé

- Être conscient de nos limites et les partager à notre entourage

Sécurité :

- Refuser d'intimider ou de manipuler

- Respecter son espace physique, personnel comme celui des autres

- Exprimer sa non-violence

- Rassurer et se mettre à l'abri du danger

Soutien

- Soutenir les choix de chacun
- Se montrer compréhensif
- Offrir des encouragements
- Écouter sans jugement
- Valoriser la manière de penser de chacun

*C'est l'expérience du combat
(le combat contre les énergies,
les émotions de basses fréquences)
qui permet au « Guerrier de La Lumière » de
devenir qui il EST véritablement.*

*Nous avons à nous construire comme
« Guerrier de La Lumière »,
appréhender chaque journée avec l'esprit du
soldat, sa détermination, son lâcher-prise, sa foi
en ses capacités et en sa mission pour le plus
grand bien de tous.*

Nous ne le sommes pas automatiquement.

*Nous le devenons par l'expérience et par le fait
de suivre la voie de notre âme.*

6- *Les blessures à guérir*

Les 5 blessures de l'âme

Elles affectent et dirigent nos états émotionnels et nous empêchent d'Être pleinement « nous-mêmes ». Souvent une des blessures peut dominer et être combinée à une autre. C'est dans l'enfance que ces blessures se sont inscrites en nous. Nous avons aussi des blessures générationnelles à guérir dans un deuxième temps. Mais il faut comprendre d'ambler que c'est un guide de vie sur terre pour les générations futures, donc ces blessures ne devraient pas être existantes de par notre pleine conscience.

1- **Rejet**

- Réflexe de survie : La fuite par peur de pas gérer la panique qui monte en soi.

- Moyen de guérison : Affronter ses peurs de vivre dans le concret.

2- **Abandon**

- Réflexe de survie : La dépendance affective par peur de solitude.

- Moyen de guérison : Devenir plus autonome et prendre confiance en soi.

3- Humiliation

- Réflexe de survie : Le masochisme et l'auto-punition, l'autodévalorisation par peur d'être soi-même.

- Moyen de guérison : Développer son estime de soi et se ressentir comme essentiel.

4- Trahison

- Réflexe de survie : L'hyper vigilance et l'hyper contrôle par peur d'être renié ou non respecté.

- Moyen de guérison : Apprendre à lâcher prise et accepter les aléas imparfaits de la vie.

5- Injustice

- Réflexe de survie : La rigidité et la froideur par peur de ressentir des émotions ingérables.

- Moyen de guérison : Sortir du perfectionnisme et développer de la flexibilité.

Les « Maux » de l'âme nous parlent

Maîtrisons la science des maux psychosomatiques

- Nous n'avons pas mal au dos, ce qui fait mal, c'est le poids de nos **maux** du passé et du présent.

- On n'a pas mal aux yeux, ce qui fait mal, c'est **l'injustice** de l'enfance à aujourd'hui.

- On n'a pas mal à la tête, ce qui fait mal, ce sont **les pensées sombres** et la culpabilité.

- On n'a pas mal à la gorge, ce qui fait mal, c'est ce que l'on **n'exprime pas** par **peur,** ou qu'on exprime avec **rage.**

- On n'a pas mal à l'estomac, ce qui fait mal, c'est ce que l'âme ne digère pas, la **malveillance envers autrui.**

- On n'a pas mal au foie, ce qui fait mal, c'est la **colère** et la **haine.**

- On n'a pas mal au cœur, ce qui fait mal, ce sont les **blessures** liées à la mauvaise interprétation **de l'amour** qui nous conduit à vivre **l'abandon, le rejet, la trahison et la déception sentimentale.**

« C'est l'Amour,
L'énergie divine créatrice
Qui contient le plus puissant médicament.
L'Amour est la réponse à tous nos maux »

Carte émotionnelle des maux de dos

- **Les omoplates, les épaules et la nuque :**

Je lutte, je résiste, je contrôle, je me confronte à la vie et aux autres. On m'a déjà trahi ou abandonné. Maintenant, je me protège, on ne m'aura plus.

Remettons du plaisir et de la confiance dans notre vie.

- **Le milieu du dos et les côtes :**

Je rumine, j'en ai marre des autres, de ma famille, de mes collègues. J'ai du mal à y voir clair et à faire des choix. Pas facile dans ces conditions de me positionner clairement dans la vie.

Trions, évacuons et remettons-nous en mouvement.

- **Les lombaires et le bassin :**

Je traine de vieilles blessures, des humiliations, des

abandons ou de la culpabilité. Mes angoisses fragilisent mes lombaires. Je ne me sens ni stable, ni serein, y compris dans ma sexualité.

Observons avec bienveillance et pardonnons.

Écoutons nos Émotions, elles révèlent nos blessures

- **Amertume :** Démontre où nous devons guérir, où nous conservons les jugements sur les autres et sur nous.

- **Rancœur :** Démontre que nous vivons dans le passé et que l'on ne se permet pas, au présent, d'être ce qui est.

- **Malaise :** Démontre que nous devons porter attention en ce moment sur ce qui se passe, car c'est une opportunité de changer, d'agir différemment de la façon dont nous l'exécutons généralement.

- **Colère :** Démontre que nos intérêts, nos limites et nos croyances, envers ce qui est, doivent changer.

- **Déception :** Démontre que nous avons essayé quelque chose, que nous n'avons pas cédé à l'apathie, et dont nous nous soucions toujours.

- **Culpabilité :** Nous aide à comprendre la personne que nous ne voudrions pas être. Cela offre une opportunité de se pardonner et de lâcher prise.

- **Honte :** Démontre que nous intégrons les croyances des autres concernant qui nous devons être, nous devons nous reconnecter à notre essence / notre âme.

- **Tristesse :** Démontre notre empathie envers les autres.

Méditation et gratitude pour ma vie :

Tout ce qui vous ennuie
est là pour vous enseigner la patience.

Quiconque vous abandonne
est là pour vous enseigner comment vous tenir debout.

Tout ce qui vous met en colère
est là pour vous apprendre le pardon
et la compassion.

Tout ce qui a un pouvoir sur vous
est là pour vous enseigner comment reprendre
votre pouvoir.

Tout ce que vous détestez
est là pour vous enseigner l'amour
inconditionnel.

Tout ce dont vous avez peur
est là pour vous enseigner le courage
de dépasser vos peurs.

Tout ce que vous ne pouvez contrôler
est là pour vous enseigner comment
lâcher prise.

(Jackson Kiddard)

Comment guérir son âme

- Pardonnons à ceux qui nous ont blessés
- Arrêtons de dire du mal des autres
- Être reconnaissant pour chaque évènement de la vie
- Travaillons sur notre Moi Intérieur
- Nous ne sommes pas parfaits et acceptons nos erreurs
- Arrêtons de juger
- Connectons-nous quotidiennement à notre pouvoir divin
- Laissons partir ce qui fait mal
- Débarrassons-nous de ce dont nous n'avons plus besoin
- Vivre chaque jour comme si c'était le dernier
- Aidons les personnes nécessiteuses
- Apprendre à recevoir autant qu'à donner, sans attente ni obligation
- Vivre sans aucune attente

La guérison de l'âme est un processus de libération et d'acceptation, d'évolution et de prise de conscience. Elle fait partie des petits actes de nos vies qui ne demandent rien d'autre que notre acceptation et notre amour de soi.

La peur de l'abandon dans les relations peut nous faire :

- Être méfiants et jaloux
- Ignorer nos limites et nos besoins
- Être contrôlants
- Rester dans des relations malsaines
- Tester l'autre en essayant de l'éloigner de nous
- Avoir des attentes trop élevées
- Espérer trop des autres
- Se sentir mal à l'aise dans les moments d'intimité
- Essayer de plaire tout le temps

Les doigts correspondent à des éléments, des organes et des émotions

1. **Le pouce** correspond à l'élément *terre* et il est relié à l'estomac. L'émotion qui lui est associée est l'anxiété.

2. **L'index** correspond à l'élément *métal* et il est relié aux poumons et au gros intestin. Les émotions qui lui sont associées sont la tristesse, le chagrin et la dépression.

3. **Le majeur** correspond à l'élément *feu* et il est relié au cœur, à l'intestin grêle, aux systèmes circulatoire et respiratoire. Les émotions qui lui sont associées sont l'impatience et la précipitation.

4. **L'annulaire** correspond à l'élément *bois* et il est relié au foie, à la vésicule biliaire et au système nerveux. L'émotion qui lui est associée est la colère.

5. **L'auriculaire** correspond à l'élément *eau* et il est relié aux reins. L'émotion qui lui est associée est la crainte.

7- La Guérison des blessures d'incarnation et leurs Symptômes

Nous créons nos maladies *(par Laurence Simonet)*

Nous sommes les seules créatures à la surface de la terre capables de transformer notre biologie par ce que nous pensons et ressentons. Nos cellules observent constamment nos pensées et sont modifiées par elles. Le souvenir d'une situation négative ou triste libère les mêmes hormones et substances biologiques aussi destructrices que le stress. Nos cellules traitent en permanence toutes nos expériences et les métabolisent en fonction de nos options personnelles.

Nous ne pouvons pas simplement saisir des données isolées et les confirmer par un jugement. Nous devenons l'interprétation lorsque nous l'intériorisons. Celui qui est déprimé projette la tristesse partout dans le corps. La production de neurotransmetteurs par le cerveau est altérée, les niveaux d'hormones changent, le cycle du sommeil est perturbé, les récepteurs de neuropeptides sur la surface externe des cellules de la peau sont modifiés, les plaquettes sanguines deviennent plus visqueuses et plus enclines à s'agglutiner, et même nos larmes de tristesse contiennent des traces chimiques différentes de celles des larmes de joie.

L'ensemble de ce profil biochimique sera radicalement modifié lorsque la personne se sent calme, la méthode la plus simple et rapide est de remodeler son souffle (boucle rétrograde).

Ces faits confirment la grande nécessité d'utiliser notre respiration consciente pour créer le corps et l'esprit efficient.

Le processus de vieillissement peut être neutralisé chaque jour. Shakespeare n'était pas métaphorique lorsqu'il a dit, par l'intermédiaire de son personnage Prospero : « Nous sommes faits de la même matière que les rêves ».

Rappelle-toi simplement ce que tu as pensé et ressenti hier. Veux-tu savoir comment ton corps sera demain? Observe ta respiration, tes pensées et tes émotions aujourd'hui.

N'oublie pas qu'en ouvrant ton cœur et ton esprit, tu empêcheras un chirurgien de le faire à ta place. La médecine est en toi, active-la! Respire! Te sens-tu pleinement responsable de ton état physique ou émotionnel? Responsable de ta vie? Observe-toi, tes peurs et tes blessures sont les gardiennes des portes du royaume de ta liberté. Via le souffle de vie.

Nos pensées via notre intention focalisée dirigent l'énergie tel un rayon laser pour répondre à la demande. Apportons-nous le meilleur et commandons la santé, le rajeunissement, l'équilibre parfait.

Les 7 clés de la libération intérieure

- **S'exprimer** : Ce que l'on réprime, s'imprime
- **Dédramatiser** : Ce à quoi l'on résiste, persiste
- **S'enraciner** : Ce que l'on fuit, nous poursuit
- **Lâcher prise** : Ce qui nous affecte, nous infecte
- **Se responsabiliser** : Ce à quoi l'on fait face, s'efface
- **S'unifier** : Ce que l'on visualise, se matérialise
- **Rayonner** : Ce que l'on bénit, nous ravit!

Faire notre ménage

Les toxines de la maison sont… Les accumulations:

- D'objets que nous n'utilisons plus
- De vêtements que nous n'aimons pas ou que nous n'utilisons pas depuis plus de deux ans
- De choses moches

- De choses cassées

- Des vielles cartes de souhaits et les notes

- De plantes mortes ou malades

- De reçus, de journaux et d'anciens magazines

- De vieux sous-vêtements

- De chaussures ou de bottes endommagées

- De vieilleries de tous les types qui rappellent le passé

Ces accumulations se retrouvent :

- Dans le sous-sol et au grenier, les accumulations deviennent une surcharge

- Dans l'entrée, ils limitent le flux de la vie

- Sur le sol, ils nous tirent vers le bas

- Au-dessus de nous, ce sont les maux de tête

- Au-dessus du lit, ils polluent le sommeil

- Dispersées dans la maison, surcharge d'émotions.

Avec le détachement :

- ➤ La santé s'améliore
- ➤ La créativité grandit
- ➤ Les relations s'améliorent
- ➤ Il y a une plus grande capacité de raisonnement
- ➤ Améliore l'humeur

Questions qui aident le détachement :

- Pourquoi est-ce que je garde cela ?
- Est-ce que c'est pertinent avec moi aujourd'hui ?
- Qu'est-ce que je vais ressentir en me libérant de ça ?

Faisons un nettoyage général et utilisons des boîtes pour l'organisation. Commençons par les tiroirs et les armoires, et terminons par chaque chambre et, surtout, faire tout à notre rythme.

Le nettoyage intérieur se reflète à l'extérieur :

1. Évitons les bruits extrêmes

2. Moins de lumières fortes

3. Moins de couleurs saturées

4. Moins d'odeurs chimiques

5. Moins de souvenirs tristes

6. Terminons les projets inachevés

7. Cultivons l'énergie positive chez nous

Notons ce qui change en nous au fur et à mesure que nous nettoyons, car en nettoyant notre maison physique, nous mettons aussi de l'ordre dans notre esprit, notre cœur et notre âme.

Pratiquons le détachement avec les choses matérielles qui remplissent notre espace et nous verrons comment, petit à petit, nous allons pouvoir faire la même chose avec des situations plus importantes.

Le processus du changement, comprendre le cheminement intérieur

1. **Le choc:** Torpeur, surprise

2. **Le déni :** Incrédulité, je n'y arriverai pas

3. **Colère :** On doute de soi-même, incertitude, frustration

4. **Négociation :** On fait le point sur les avantages et les inconvénients du changement

5. **Dépression :** On se sent faible, pas d'énergie, on abandonne, c'est la résignation

6. **Acceptation :** Intégration, pleine acceptation, bouger, vivre une nouvelle vie et être heureux

7. **Expérimentation :** Prise de conscience de ce qui arrive

8. **Décision :** Voir les possibilités et les opportunités, être positif, voir du bon dans ce qu'il nous arrive comme une chance

9. **Intégration :** Cette dernière étape se divise en 2 phases, l'intégration conceptuelle et l'intégration comportementale.

Rôle des animaux de compagnie

Ils se sont incarnés afin de nous apporter et nous enseigner l'amour de soi et des autres, l'amour inconditionnel, le lâcher-prise, la confiance en la vie et en nos propres capacités.

Nos animaux de compagnies vivent dans de très hautes fréquences vibratoires et, par ce fait, ils peuvent même nous guérir de maladies.

Le chat supprime les énergies négatives accumulées dans notre corps (principalement lors de notre sommeil). Quant au chien, il absorbe naturellement les énergies négatives, mais nous devons l'aider à s'en libérer par l'affection et le jeu. Les 2 espèces peuvent percevoir des choses que nous ne ressentons pas autour de nous. Sans compter tout l'amour qu'ils nous portent.

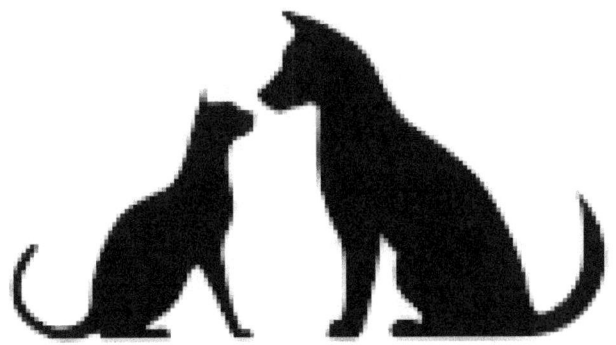

L'énergie vitale

Petites recettes énergétiques :

- **Nettoyer son corps énergétique** : Pour nettoyer le corps des énergies négatives qui peuvent rester collées à lui : se promener sous la pluie; prendre un bain de sel d'Epsom tôt le matin ou après le coucher du soleil; prendre une douche en visualisant que l'eau nettoie notre aura.
- **Recharger son corps énergétique** : Appuyons notre dos contre un arbre en y collant le plus de surface possible.
- **Protéger son Aura** : Technique à utiliser lorsque l'on se sent faible énergétiquement.
- **Appeler la Lumière** : Pour protéger son Aura et éviter d'absorber des énergies négatives.

Les outils de nettoyage énergétique

- ❖ **L'encens :** Il est surtout utilisé pour élever vibratoirement un lieu. Il peut également nous aider à élever notre propre vibration en nous plaçant intérieurement dans un état de plus grande sérénité.

Cependant, le principal nettoyage doit être effectué par la personne qui agit.

- **La Sauge :** Nous pouvons nous en servir pour nettoyer une personne ou un lieu, avec l'intention de dégager les charges, en agitant la sauge autour d'elle ou dans un lieu.
Cela aura **2 effets** :
   1 : Faire partir certaines présences.
   2 : Élever provisoirement la vibration de la personne pour faire partir certaines charges énergétiques négatives.

- **Le Son :** Il possède un grand nombre de potentialités lors des nettoyages. Nous pouvons utiliser, par exemple, un bol tibétain, à condition que celui-ci soit sur la fréquence du nettoyage des charges négatives.

- **Le Sel :** Il est surtout utile pour nettoyer un lieu. Il peut être utilisé également pour enlever de petites charges énergétiques négatives situées à l'extérieur de notre corps physique éthérique, mais aussi dans notre aura par un bain que nous prenons.

Les voleurs d'énergie vitale

a- **L'intimidateur :** Il vole votre énergie en râlant de colère, en opprimant, en frappant et en imposant. Il se nourrit de la peur de l'autre et continue ainsi de plus belles à vider l'énergie de l'autre. En effet, la peur vide le méridien des reins, siège du « stock » de l'énergie vitale et de l'énergie originelle.

b- **L'interrogateur :** En questionnant à tout va, il vole de l'énergie à l'autre. Les enfants utilisent inconsciemment cette technique. Certains adultes le font par curiosité excessive, pour critiquer, pour rabaisser, par jalousie ou pour trouver une faille. Ce mécanisme vide l'élément terre (méridien de l'estomac et de la rate), siège de la confiance en soi. La concentration, l'imagination, la réflexion (méridien de la vésicule biliaire) et l'interaction avec les autres (méridien du Maître du Cœur). Ce sont les frontières personnelles qui sont violées ici.

c- **Le plaintif :** En se plaignant et en racontant ses malheurs, il vole l'énergie. Rien ne va et, pour aller mieux, il a besoin de le faire savoir. Lorsque nous lui proposons une solution, il répond « Oui… Mais… »

d- **L'indifférent :** Nous nous épuisons à le questionner, à savoir ce qui ne va pas, tout en nous sentant coupables. Il se referme sur lui-même, cette technique vide le méridien de l'élément Terre (rate : confiance en soi, anxiété). C'est ainsi qu'il vole notre énergie.

Comment accumuler de l'énergie sans la voler?

- ➤ Respirons profondément
- ➤ Captons l'énergie des plantes (balade en forêt, plantes à la maison ou dans les parcs)
- ➤ Marchons pieds nus dans des lieux naturels, ou sur des matériaux naturels (bois, laine, pierres)
- ➤ Mangeons des aliments vivants (fruits, légumes, graines germées, algues…)
- ➤ Augmentons nos pensées positives
- ➤ Faisons le tri dans nos relations (éviter les vampires d'énergies et les manipulateurs)
- ➤ Faisons de l'exercice (pas forcément du sport, mais bouger)
- ➤ Profitons des rayons du soleil

> Faisons ce que l'on aime en accord avec notre âme, notre essence
> Visualisons une bulle protectrice autour de nous, tel un cocon de lumière, afin de se protéger de toute vampirisation et agressions extérieures.
> Utiliser des Quartz ou des améthystes dans chaque main; la gauche pointant vers notre plexus solaire et la droite pointant vers l'extérieur.

Il est nécessaire de se recharger régulièrement, de s'ancrer à la terre. Les champs énergétiques des êtres vivants se mêlent constamment, s'entrecroisent et s'influencent. Faisons-nous du bien, ainsi qu'aux autres, en nous gorgeant d'énergie, sans la voler!

Habitudes qui drainent l'énergie

- Trop penser
- Sommeil irrégulier
- S'entourer de personnes négatives
- Ne pas faire d'exercice physique
- Garder du ressentiment et de la colère
- Ne pas avoir une bonne alimentation balancée, bio et crue de préférence
- Ne pas boire assez d'eau

Les 3 types d'énergie qui gouvernent le corps, votre profil ayurvédique

1. **Vata :** le dosha de l'air

    Le dosha Vata dérive des éléments de l'espace et de l'air et se traduit en sanskrit par « vent » ou « ce qui fait bouger les choses ». C'est l'énergie du mouvement et de la force qui régit toute activité biologique. Aussi Vata est souvent appelé le « roi des doshas », car il régit la force vitale du corps et donne le mouvement à Pitta et à Kapha.

    Psychologiquement, Vata régit la communication, la créativité, la flexibilité et la rapidité de la pensée. Ainsi, l'individu Vata est actif, créatif et doté d'une aisance naturelle à communiquer. En revanche, si Vata est déséquilibré, les qualités négatives masquent rapidement ces attributs positifs. Les Vatas, par exemple, ont tendance à se disperser et ont parfois du mal à s'organiser.

    Physiologiquement, Vata régit tout ce qui est lié au mouvement, comme la respiration, la circulation, l'assimilation de nourriture et son élimination. Mais comme le Vent, le métabolisme Vata peut être particulièrement imprévisible. Ainsi, la qualité de la digestion peut être variable : la prise d'un même aliment peut, en fonction des situations, ne présenter aucun désagrément ou, au contraire, être source de grands inconforts.

Comment équilibrer votre Vata :
- Privilégions les légumes racines (patate douce, carotte, betterave, gingembre, ail, etc.) et utilisons seulement les graisses d'excellente qualité (fuyons les graisses saturées contenues dans le beurre, les pâtisseries et autres snacks). Évitons les aliments contenant trop de fibres et qui peuvent irriter votre système digestif (fruits entiers, noix, salades). La consommation de jus pressés à froid est vivement recommandée.
- Misons sur des activités calmes et contemplatives. Lire, méditer et faire des balades en forêt.

2. **Pitta :** le dosha de feu

Le dosha Pitta dérive du feu et de l'eau et se traduit par « ce qui cuit ».

Physiologiquement, Pitta est l'énergie de la digestion et du métabolisme. Il intervient ainsi dans tout le processus de transformation de l'organisme. C'est lui qui convertit les aliments en nutriments. Dans le corps, les déséquilibres de Pitta se manifestent généralement sous forme d'infection, d'inflammation, d'éruption cutanée, d'ulcère et de brûlement d'estomac.

Psychologiquement, Pitta régit la joie, le courage, la volonté, la colère et la jalousie. Ainsi, l'individu équilibré en Pitta est doté d'une nature gaie, d'un esprit vif ainsi que d'une motivation extraordinaire. Cependant, si le feu n'est pas maîtrisé, la colère, la rage et l'égo remplacent les attributs positifs de Pitta, laissant un individu amer et dominateur envers les autres.

Comment équilibrer Pitta :
- Afin de calmer votre feu digestif, misons sur les aliments apaisants. Légumes verts à feuilles, jus de fruits et herbes aromatiques (persil, coriandre, basilic, menthe…) sont nos meilleurs alliés. En revanche, évitons les aliments excitants ou irritants, comme le café, l'ail ou le piment.
- Essayons de canaliser notre agressivité en pratiquant la méditation.
- Faisons des exercices physiques relaxants comme le yoga ou la natation.

3. **Kapha :** Le dosha de la terre

Le dosha Kapha dérive des éléments de la terre et de l'eau. Kapha se traduit par « ce qui lie les choses entre elles ». C'est l'énergie de la construction et de la lubrification qui assure au corps sa structure et le bon fonctionnement de toutes ses parties.

Physiologiquement, Kapha lubrifie les articulations, stocke l'énergie et contrôle les fluides corporels, telles que : l'eau, les muqueuses et la lymphe. Lorsque Kapha est équilibré, la circulation est excellente et le système immunitaire performant. Néanmoins, en cas de déséquilibre, les Kaphas ont une propension à manger démesurément et à stocker des graisses. De ce fait, ils sont particulièrement sujets au surpoids.

Psychologiquement, Kapha régit l'amour, la patience et le pardon. Ainsi, les Kaphas sont aimants, loyaux, fidèles et attentionnés. Contrairement au type Vata et Pitta, ils sont extrêmement stables psychologiquement. Rassurants, ce sont des rocs sur lesquels leur amis et leur famille peuvent se reposer sans crainte. Mais en cas d'excès, les Kaphas peuvent facilement devenir léthargiques et faire preuve d'une timidité castratrice. En effet, comme l'élément Terre qui régit ce dosha, les Kaphas peuvent avoir une propension à l'inertie et, de ce fait, ont parfois peur du changement.

Comment équilibrer votre Kapha :

- Afin de lutter contre l'ankylose provoquée par l'excès de Kapha, privilégions les aliments légers et stimulants. Ainsi, ne lésinons pas sur les fruits et les légumes, riches en fibres et en nutriments. N'hésitons pas non plus à booster nos plats avec un maximum d'épices (gingembre, curcuma, poivre…). En revanche, tentons de réduire sensiblement notre consommation de protéines animales.
- Privilégions des activités sportives stimulantes. Grâce à notre endurance élevée, nous pouvons nous adonner à des exercices intenses.
- Surtout, évitons de rester cloîtrés chez nous. Prenons l'air, faisons des balades en forêt et du sport en plein air.

 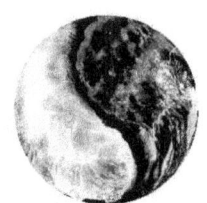 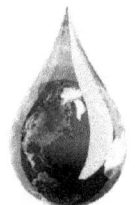

Vata (énergie cinétique)   Pitta (énergie de transformation)   Kapha (énergie de cohésion)

Source image : jeretiens.net/layurveda-les-trois-energies/

Changeons l'énergie de notre maison

1. Vidons la corbeille/poubelles tous les jours.
2. Les vêtements et les tiroirs en désordre donnent vie à l'énergie de désorganisation, rendant plus difficile l'atteinte des buts et d'objectifs. Organisons toute la semaine, ça clarifie nos pensées.
3. Ne laissons pas gâter la nourriture dans le réfrigérateur. Nous attirerons la pauvreté chez nous.
4. Essayons toujours de garder les portes et les fenêtres de notre maison propres. Profitons-en et mettons des symboles positifs pour que l'énergie positive circule librement.
5. Les factures payées peuvent être visibles et, quand nous les voyons, exprimons de la gratitude.
6. Toujours garder la cuisinière et la cuisine propre, car c'est un point de prospérité extrêmement important. Décorons avec des fleurs et des fruits.
7. Toujours refermer le couvercle de toilette pour éviter que l'énergie de la prospérité s'y échappe.
8. Avoir des plantes (à l'exception des plantes piquantes qui ont un effet négatif à l'intérieur) à la maison attire les énergies des éléments. Plus de vie, plus de joie.
9. Parfumons notre maison (encens, huile essentielle, diffuseur, etc.).

Purification Sauge-Blanche

    a. Préparer son bâton de sauge, un récipient et une tasse d'eau.
    b. Ouvrir toutes les portes et les fenêtres.
    c. Allumer l'extrémité de notre bâton avec une allumette.
    d. Laissons-le se consumer un peu, puis soufflons dessus pour épaissir la fumée.
    e. Portons le bâton dans toutes les pièces, vers tous les murs, les coins, les recoins.
    f. La cerise sur le gâteau, c'est de formuler une intention, une prière dans notre tête, qui accompagne nos gestes et soutient notre démarche.

Pour ma part, je vibre l'amour, la gratitude pour cet endroit et j'y imprègne mon énergie, la vibration de mon essence et de mon âme tout au long de la purification. Je visualise des rassemblements, des soupers, des soirées entre amis dans le jeu, le rire, le bonheur, des échanges enrichissants.

Suite à la purification complète, (j'ouvre même mes tiroirs, les penderies, les garde-mangers et cabinets toujours avec cet esprit de gratitude pour toute cette abondance et la générosité de la vie envers moi), je fais une courte méditation apposant et renforcissant la bulle/le dôme de protection de lumière de mon terrain et de ma maison.

Je vous invite à offrir cette purification aux personnes qui vous sont chères. C'est gratuit et les cadeaux venant du cœur ont toujours plus de valeur.

Le monde s'éveille et s'élève
Grâce à nous tous!

Comment élever notre vibration :

- Aimer pleinement : nous-même et les autres, aimer la vie
- Positiver : penser positif, ressentir positif, visualiser positif, créer positif, vivre positif
- Respirer profondément et en pleine conscience
- S'ancrer : marcher pieds nus, câliner, communiquer avec les arbres, s'allonger sur le sol
- Prendre soin de soi : honorer l'Être divin que nous sommes et en prendre soin
- Sourire tout le temps et à tout le monde
- Purifier avec la sauge blanche, Palo Santo, Sel de la mer morte, Sel de l'Himalaya

- Manger cru : Fruits et légumes, feuilles vertes tous les jours
- Boire beaucoup d'eau
- Rire, danser, chanter, écouter la musique qui nous fait du bien
- Douche, bain, baignade, natation, hydrothérapie
- Aller dans la nature, s'aérer, marcher, bouger, faire du sport
- Éprouver de la gratitude, de la reconnaissance, le pardon, l'acceptation et la gentillesse
- Lire, écouter, regarder, écrire des choses inspirantes, positives et spirituelles
- Pratiquons-nous/intéressons-nous à l'aromathérapie, la naturopathie, la réflexologie, les massages, la sophrologie, le Reiki, le Yoga, le Qi Gong

Comment stimuler notre bonheur? La chimie du cerveau.

- **Dopamine** : Hormone de la récompense. Manger; atteindre un objectif; accomplir une tâche; prendre soin de soi.
- **Ocytocine** : Hormone de l'amour. Se confier; se faire masser; aider les autres.

- **Sérotonine** : Hormone de la reconnaissance. Exposition au soleil; méditation; exprimer de la gratitude.
- **Endorphine** : L'antidouleur. Rire; regarder un film; écouter de la musique; pleurer.

7 types de repos

1. **Physique** : Sieste, relaxation
2. **Mental :** Méditation, musique
3. **Émotionnel :** Thérapie, parler à un ami
4. **Spirituel :** Passer du temps dans la nature, tenir un journal
5. **Social :** Équilibrer seul et avec les autres
6. **Sensoriel :** Éteindre les appareils électroniques, s'assoir en silence
7. **Créatif :** Peindre, jouer de la musique, écriture

Comment se rappeler de nos vies antérieures?

De nombreuses techniques impliquent un système de régression où, à travers un état hypnotique, nous essayons d'accéder à des étapes auparavant inaccessibles à notre conscience normale. L'ensemble du système est lié à ce que l'on appelle « éveil de l'esprit », où des experts disent que l'acte de se souvenir des vies antérieures est défini par « s'éveiller pour savoir qui nous sommes, d'où nous venons, où nous allons, et quelle est notre mission ».

Il existe plusieurs techniques pour se souvenir des vies passées. Il est recommandé que nous soyons toujours sous la direction et en présence de quelqu'un de formé et qualifié dans ce type de procédure, mais il existe des moyens d'appliquer la régression aux vies antérieures par nous-même et de manière très simpliste.

1. La première étape consiste à préparer l'ensemble de l'environnement. Le cadre est très important pour ce processus car les stimulus externes vont considérablement influencer les résultats. L'emplacement choisi ne doit pas avoir une grande amplitude thermique, juste une température agréable pour ceux qui tenteront cette technique; la lumière ne doit pas tomber directement sur nous, il est donc préférable que les rideaux soient fermés.
2. Les influences sonores telles que les sons blanc (comme le bruit d'un téléviseur branché sur une chaîne sans transmission) ou des sons roses (le bruit d'une chute d'eau) sont autorisées et même bénéfiques pour noyer d'autres sons. Les bruits tels

qu'une télévision, une radio ou un téléphone ordinaire ne doivent pas être présents.

3. Chercher un endroit pour s'allonger ou s'asseoir, l'important étant d'être dans une position totalement confortable et détendue; le corps doit être lâche pour que l'autohypnose soit effectuée.

   Une autre chose importante à mentionner est que le choix du moment de la journée où cette « autohypnose » sera effectuée est d'égale importance puisque le corps et l'esprit ont besoin d'être calmes. Des situations comme avoir faim créent des distractions indésirables.

4. C'est le moment où nous devons utiliser notre capacité à nous concentrer. Après nous être allongés sur le dos, les mains sur les côtés, nous fermons les yeux, puis nous nous concentrons sur l'image où nous sommes baignés de lumière.

5. L'image à obtenir est celle d'être entourés de lumière blanche et, nous devons nous assurer qu'elle illumine nos pieds, nos jambes, nos genoux, nos cuisses, en remontant jusqu'au torse, aux bras, au cou, au visage et au haut de notre tête. Cette lumière imaginaire sert de bouclier à toutes les influences négatives et devrait procurer une sensation de chaleur réconfortante.

6. Au fur et à mesure que cette connexion avec la lumière se renforce, nous devons répéter 5 fois dans notre esprit les mots « *Je respire une puissante énergie protectrice. Cette énergie construit une aura de protection autour de moi. Cette aura me protègera à tout moment, de toute manière* ». Pendant que nous répétons ces mots, concentrons les énergies autour de nous afin de renforcer nos paroles.
7. L'étape suivante consiste à imaginer un chemin devant nous, comme un long couloir qui se termine par une grande porte. Ce chemin doit être observé avec le plus de détails possibles, par exemple : être entièrement orné de tons dorés et de pierres précieuses; ou comme une cathédrale gothique; ou encore comme une grande forêt, dépendamment de la façon dont nous aimons l'imaginer.
8. Ce couloir est la matérialisation du chemin vers une vie passée, et il doit créer un accès dans notre esprit à ce passé. Il doit être clair dans notre esprit que lorsque nous ouvrirons la porte au bout du chemin, nous serons connectés à une vie antérieure. Chaque pas fait à l'intérieur de ce couloir doit être très ferme, déterminé, clair et effectué avec beaucoup de désir, de

sentiment et avec la présence d'odeurs, de sons et de la couleur de la lumière qui nous entourent.

9. Avant d'ouvrir la porte, tenons fermement la poignée, sentons sa texture et soyons confiants que nous trouverons de nombreuses révélations de l'autre côté, nous devrons accueillir tout de l'autre côté à bras ouverts. Puis tourner doucement la poignée.

10. Peut-être que ce que nous trouverons est quelque chose d'un peu abstrait et pas très clair au début, mais tout ce qui nous viendra à l'esprit fait partie de notre construction en tant qu'être humain et nous aurons peut-être besoin de temps et de patience pour nous en souvenir. Le retour au présent doit se faire naturellement et tranquillement.

S'il ne se passe rien la première fois, il n'y a pas lieu de se décourager, il est possible d'essayer à nouveau. Ou bien, essayer différentes techniques ou chercher un hypnothérapeute spécialisé, qui a des outils et des connaissances que nous ne possédons pas. Les hypnothérapeutes certifiés sauront très bien nous guider à chaque étape, ils auront des techniques différentes et pourront mieux analyser les données présentées.

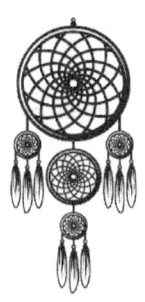

« Lorsque tu vis quotidiennement dans l'expression de l'amour – Cela est Ressentir, Recevoir et Donner de l'amour – non seulement nous améliorons notre système immunitaire, mais nous commençons à comprendre que plus nous ressentons AMOUR, plus nous devenons amour, et lorsque nous devenons l'image même de l'amour, nous pouvons changer le monde. »

Dr. Joe Dispenza

L'éveil de vos Dons Psychiques

Depuis l'année 2012, nous observons une augmentation du taux vibratoire de notre planète, Gaïa passe en 4e dimension jusqu'en 2024-2025. La prochaine étape sera la 5e dimension à partir de fin 2025. Parallèlement, une ouverture de conscience s'installe graduellement dans notre monde.

Grâce aux nouvelles énergies entrant dans notre monde, les individus ont accès de plus en plus à leurs capacités innées de communication avec les autres dimensions. Leurs perceptions s'affinent et leurs sens deviennent de plus en plus aiguisés. Les ressentis des individus grandissent jusqu'à percevoir des sons et des sensations physiques provenant d'autres plans de conscience.

Ces phénomènes sont tout à fait normaux. Il ne nous reste qu'à apprendre à les reconnaître et à comprendre le but divin sous-jacent, à augmenter la communication entre nous et les plans de conscience supérieurs.

Afin de nous aider à reconnecter avec ces capacités qui nous permettent de nous connecter avec les dimensions élevées de notre Être, voici une visualisation qui nous aidera à nous éveiller à notre potentiel latent.

L'éveil de vos capacités

Installons-nous confortablement. Prenons 3 grandes inspirations profondes. À chaque inspiration, sentons une lumière blanche entrer dans nos poumons. Et à chaque expiration, ressentons toutes les tensions accumulées dans notre corps le quitter graduellement. Tous nos muscles se détendent.

Imaginons une boule de lumière blanche apparaître devant nous. Une boule de pure lumière scintillante. Cette sphère entre dans notre corps par notre cœur. Cette lumière blanche se répand dans tout notre être. Elle glisse dans nos bras, dans notre ventre et dans nos jambes. Elle illumine tout notre corps d'une lumière bienfaisante et agréable.

La boule lumineuse remonte par la suite jusqu'à notre gorge et elle émane sa lumière par notre gorge. Cette luminosité nous procure l'expression claire et juste en toute chose.

Tranquillement la boule de lumière se déplace vers nos oreilles, elle se sépare en deux petites boules blanches qui émanent dans chacune de nos oreilles permettant d'ouvrir les canaux afin d'entendre clairement les conseils divins.

La lumière blanche se dirige maintenant vers nos yeux, ceux-ci deviennent de lumière. Nos yeux deviennent ces merveilleuses boules lumineuses, rayonnantes et clairvoyantes. Notre vision est maintenant celle du divin, juste et claire.

La boule de lumière se reforme en une seule et remonte vers le 3e œil juste au centre de nos sourcils. Cette boule de lumière par sa grande luminosité active l'ouverture de votre 3e œil. Nous recontactons avec notre capacité innée qu'est la clairvoyance. C'est-à-dire, de voir au-delà du temps et de l'espace. Cette lumière blanche améliore notre vision, nous permettant de voir au-delà des apparences.

La boule de lumière blanche prend maintenant la direction du dessus de notre tête. Un halo de lumière blanche entoure toute notre tête. Il nous donne accès aux énergies supérieures, aux énergies divines.

Prenons quelques instants pour ressentir cette vibration unique.

Maintenant, prenons quelques respirations profondes,

commençons à bouger doucement nos mains, nos pieds, ouvrons nos yeux et revenons ici graduellement.

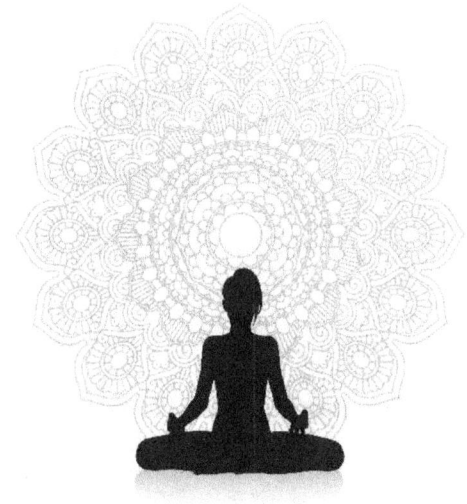

Activer le pouvoir guérisseur de nos mains

Le début de cette pratique est très similaire à celle de la méditation déjà évoquée plus tôt dans ce livre. Laissons-nous la possibilité de bien intégrer la matière…

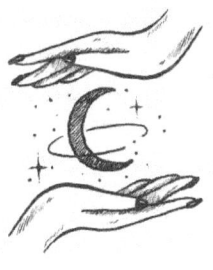

Remplissons-nous de l'énergie rouge-dorée de la terre en la visualisant entrer par nos pieds, telles des racines, ou par le coccyx (chakra racine) venant de la terre, monter en nous. Puis, l'énergie de l'univers bleu-argentée descendant par le haut de notre tête, le chakra couronne. Visualisons la rencontre des deux énergies à la hauteur du cœur formant une grosse boule de lumière. Cette nouvelle énergie fusionnée va se diriger à travers les bras pour en ressortir par les paumes de mains.

Plaçons-les sur l'endroit, ou au-dessus de ce que nous souhaitons énergiser, apaiser, soulager ou guérir, avec notre intention émanant de notre cœur. Nous sentirons de la chaleur, des picotements, des sensations différentes, laissons-les jusqu'à ce que cette zone soit soulagée ou que la personne ne ressente plus la chaleur ou même la douleur présente avant la manœuvre.

« Bénissons fréquemment nos mains, reconnaissons leur valeur »

Bénies soient les mains qui guérissent, qui tournent, qui cuisinent, qui caressent, celles qui sculptent, celles qui bordent, celles qui peignent, celles qui chouchoutent, celles qui pétrissent.
Bénies soient les mains tendues vers l'autre, chaleureuses, fraternelles, pleines d'amour, de gentillesse et de

compassion.

Bénies soient les mains douces et généreuses, celles qui tiennent fermement, celles qui veillent et protègent. Bénies soient les mains capables d'exprimer l'art, et qui bénissent les cœurs ouverts pour le recevoir et en jouir.

Éprouver de la gratitude pour nos mains et ce qu'elles accomplissent augmente leur pouvoir de guérison.

Les Arts Divinatoires

    a- Astrologie : Orientale. Indou/Ayurvédique, Occidentale, Chinoise
    b- Étymologie
    c- Numérologie
    d- Tarot et les Cartes
    e- Chiromancie (lecture des lignes de la main)
    f- Yi King

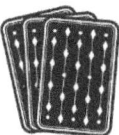

g- Runes

h- Physionomie

i- Pendule

Les Pouvoirs Cachés de l'Être Humain

Tout comme le langage, l'écriture, marcher et courir, nous devons découvrir notre mission de vie afin de développer les dons particuliers qui nous aiderons à nous accomplir. La pratique quotidienne de ces dons nous conduira immanquablement vers sa maîtrise. La théorie dit que la pratique régulière pendant un minimum de 10 000 heures (de quoi que ce soit) est le début de sa maîtrise.

Ces dons, ces pouvoirs peuvent être liés à des objets ou être de nature physique, mentale ou spirituelle.

Nous avons tous des affinités avec certains de ces dons, mais nous devons les pratiquer seul ou avec un partenaire (idéalement) pour s'encourager.

Télépathie – Télékinésie – Intuition – Oreille magique – Polyvidence – Clarté – Projection astrale – Guérison du Corps Physique, du Corps Astral, du Corps Énergétique, de la faune, de la flore – Canalisation des Énergies, canalisation des Esprits/Âmes – Lévitation –

Régénération cellulaire, immortalité du Corps - Transmutation/Face Shifting - Enregistreur d'informations, de savoir, d'expériences, de connaissances par la connexion énergétique - Dématérialisation et déplacement physique sur Gaïa - Voyage dans le Temps - Créateurs, régénérateurs de la faune, flore et paysages - Manipulation de l'ADN et des Akash (âme, planètes, galaxies, des différents Mondes) - Protection énergétique : dôme géographique, bulle de protection faune, flore et humains - Voyages entre les Mondes, les Dimensions et les Multi-vers - Maîtrise des éléments (Air, Eau, Feu, Vent, Foudre...) - Chance phénoménale - Courir à une vitesse extrême - Avoir une force surhumaine - Toutes les sortes de visions (Nocturne, infrarouge, au travers des objets, etc.)

Certains disent que l'humain a la capacité de développer plus des 900 divers pouvoirs, divers dons selon ses capacités.

Nous avons tous des prédispositions pour certains dons/pouvoirs, il n'en tient qu'à nous de guérir nos blessures de l'âme afin d'y accéder, de les développer et les maîtriser. Avec la montée en fréquence de la planète, ces dons se développeront et nous les maîtriserons bien plus rapidement, selon notre prédisposition, notre intention et la solidité de notre ancrage.

Avec la maîtrise de tout grand pouvoir vient une grande responsabilité et une pleine conscience bienveillante en tout temps.

Aucune âme ne peut utiliser ou développer un don s'il lui reste des blessures de l'âme qui pourraient entacher ou influencer son intention primaire, mû par la pureté de notre essence. Nos dons s'expriment en hautes fréquences vibratoires en vivant par le cœur seulement.

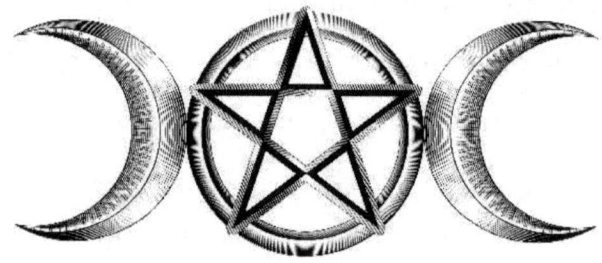

8- *Les corps, l'énergie vitale*

Les auras

L'aura est notre « halo de lumière » enveloppant notre corps. Elle est la manifestation de plusieurs champs d'énergies et notre force vitale.

Notre aura est composée de différentes « structures vibratoires », le corps subtil, l'enveloppe, le corps éthérique (qui lorsque l'homme est complet, incarnant totalement son essence, son âme, ici dans la matière) est deux fois plus haut et quatre fois plus large.

Les couleurs de l'aura ont une signification particulière, dont une pour chacune des planètes du système solaire. Ces couleurs peuvent aussi receler plusieurs informations, tels que les maladies, notre niveau d'évolution, nos émotions, nos forces et fragilités, nos valeurs de référence.

>Rouge : Passionné, Puissant, Vitalité
>
>Orange : Altruiste, Ambitieux, Sociable
>
>Jaune : Optimiste, Inspirant, Intellectuel
>
>Vert : Prospérité, Équilibre, Jalousie
>
>Rose : Sincère, Sensible, Modeste
>
>Bleu : Spirituel, Loyal, Intègre

Violet : Sagesse, Compassion, Amour

Blanc : Pureté, Bienveillant, Honnête

Noir : Protection, Déséquilibre, Blessure

L'aura permet la libre circulation de l'énergie à travers les chakras.

Différentes couches énergétiques de l'aura

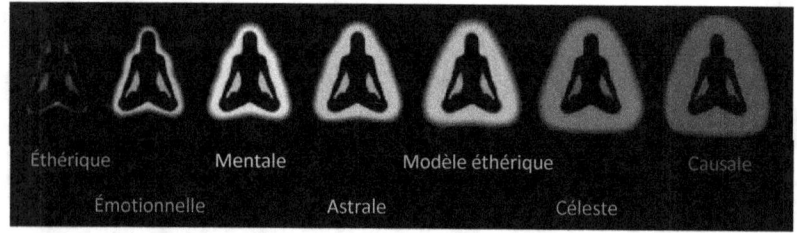

Nettoyons notre Aura

Entrons sous la douche, fermons nos yeux sous l'eau, permettons à l'eau d'envelopper notre corps telle une chute d'eau. Levons nos mains le plus haut possible. Imaginons toutes nos pensées négatives s'évacuer par nos orteils, et les nouvelles énergies positives entrer par le bout de nos doigts. Visualisons la chute d'eau purifier notre corps, le laver des énergies négatives, des maladies, des pensées négatives, des lourdeurs, des regrets, des peurs, de la tristesse, qui sont lavés et qui disparaissent par le drain de douche.

Règles pour renforcer l'aura

- Porter une attention sur nos mots utilisés
- Manger sainement, vivant, cru, le moins de viande possible
- Nommer et respecter nos limites, nos frontières
- Prendre du soleil
- Respiration Pranayama
- Allez en forêt, dans la nature
- Écouter de la musique de hautes vibrations
- Bouger notre corps (Yoga, danse, activités sportives)
- Faire du bien autour de nous
- Limiter les drogues et l'alcool
- Méditer
- Faire attention à nos actions
- Se reposer
- Boire de l'eau pure directement de la source (pas l'eau morte des systèmes d'aqueduc des villes ou l'eau ne venant pas directement d'une source)
- Avoir du plaisir, jouer
- Écouter des sons guérisseurs
- Purifier avec de la sauge et de l'encens
- S'éloigner des personnes toxiques

Les chakras

Le système des chakras est un modèle pour le flot d'énergie qui s'écoule dans toutes formes de vie et dans le système énergétique humain. Les chakras sont les centres énergétiques de notre corps et sont tous inter-reliés et dépendants. Si un chakra est bloqué ou non-aligné il affectera le flux des autres.

Il y a plusieurs théories d'enseignements au sujet du nombre de chakra qui compose l'humain. Selon la médecine Indienne il y en aurait 88 000 dont 7 principaux

L'enseignement le plus répandu est qu'il y a 7 principaux chakras relié au physique du bout du sacrum jusqu'au sommet de notre crâne. Ils sont le lien entre les sphères physiques, émotionnelles et psychologiques. Ils sont le lien entre le corps et l'esprit. Il y a aussi 5 chakras dits plus « spirituelles ». Ils tirent leur origine de la médecine Ayurvédique traditionnelle des hindous dans l'Inde ancienne.

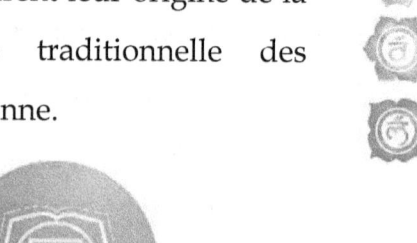

1. <u>Chakra Racine</u>

   Glande endocrine : Cortex surrénal

   Organes : rein, sang, squelette

   Les affections : du chakra racine se manifeste dans les pieds, les genoux, et les hanches; arthrite, calcul rénaux, ostéoporose, problèmes osseux, maladie auto-immune.

   Intelligence : Administrative

   Leçon de l'âme : Service

   Capacités : Je m'incarne - je m'ancre - je m'enracine

   Élément : Terre

   Note : « C »

   Fréquences de guérison : 128 Hz – 256 Hz – 512 Hz

   Nourriture : Fruits et légumes rouges, bruns – viande - protéines

   Blocage : La peur

   - Effets : Nos finances ne progresseront pas

   Guérison : « *Je suis prêt à me libérer de toutes les peurs, les inquiétudes et les situations liées à l'argent, à ma carrière, à ma sécurité et à ma protection. Je sais que je suis parfaitement Protégé et que tous mes besoins sont comblés en Abondance.* »

   Affirmations : « *Je me fie à la bonté de la vie pour franchir les obstacles. Je suis à ma place là où je suis. Je choisis la vie. J'affirme mon droit de vivre la vie que je veux. Je cultive la constance, la stabilité et une structure saine pour m'aider à supporter les aléas de la vie. Je m'accepte comme je suis. Je suis reconnaissant des expériences que m'offre la vie. »*

Mantras (Chakra Racine) :

« Je suis proche de tout ce qui vit »

« Je suis en confiance, solide et en sécurité »

« Je subviens avec facilité à mes besoins vitaux »

« La terre m'apporte son soutien »

« Je vis l'abondance »

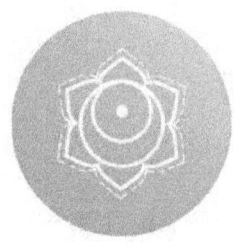

2. Chakra Sacré

Glandes endocrines : ovaires chez les femmes/testicules chez les hommes

Organes : organes sexuels, vessie, utérus/prostate.

Les affections : Un dysfonctionnement du chakra sacré peut provoquer, chez la femme, une endométriose, la stérilité, des douleurs menstruelles chroniques, des fibromes, des affections des ovaires et du col de l'utérus; chez l'homme, des affections de la prostate, une stérilité, un dysfonctionnement sexuel et une sciatique

Intelligence : Sensation et plaisir

Leçon de l'âme : paix et sagesse

Capacités : Je (re)produis – je suis équilibré – je vis l'abondance

Élément : Eau

Note : « D »

Fréquences de guérison : 144 Hz – 288 Hz – 576 Hz

Nourriture : Fruits et légumes orangés – Poisson

Blocage : Le manque de sourire et de plaisir

- Effets : Votre sexualité et votre créativité ne sont pas réveillées, empêchant l'arrivée d'un(e) partenaire

Guérison : *« Je libère tous mes désirs et mes appétits dans la lumière. Je libère toutes les peurs et les pensées négatives qui m'empêchent de ressentir la paix, l'harmonie. Toutes mes pensées et mes émotions coulent en harmonie. Tous mes désirs sont parfaitement équilibrés. »*

Affirmation : *« Je laisse le plaisir et la bonté entrer dans ma vie. Je sais que je mérite la bonté et le bonheur dans ma vie. J'accepte ma bonne santé comme un état naturel. Je laisse l'abondance faire partie de mon expérience. Je m'ouvre aux plaisirs simples et curatifs. Je cultive la santé et le bien-être. Je mérite de me sentir en paix dans ma vie. »*

Mantras (Chakra Sacré) :

« J'honore mon corps »

« Je mérite le plaisir et l'abondance et je les accepte volontiers »

« J'honore ma sensualité et je l'assume »

« Je mérite qu'il m'arrive des bonnes expériences »

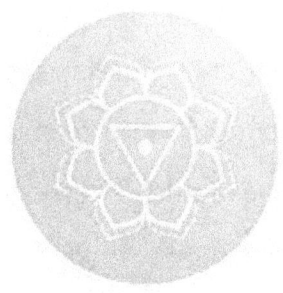

3. **Chakra du Plexus Solaire**

   Glande endocrine : **pancréas**

   Organes : **Estomac, foie, vésicule biliaire, pancréas, intestin grêle, muscles.**

   Les affections : **dues à un déséquilibre du plexus solaire sont l'indigestion, les aigreurs d'estomac, les ulcères, l'hépatite, les calculs biliaires, la pancréatite et le diabète.**

   Intelligence : **Connaissance instinctive**

   Leçon de l'âme : **Amour humain et divin**

   Capacités : **Contrôle et pouvoir : je peux**

   Éléments : **Feu**

   Note : **« E »**

Fréquences de guérison : 162 Hz – 324 Hz – 648 Hz
Nourriture : Fruits et légumes jaunes - épices
Blocage : L'inaction

- **Effets :** Vos projets ne fonctionneront pas comme vous le souhaitez

Guérison : « *Je suis prêt à laisser partir toutes les peurs et les situations qui ont à voir avec le pouvoir et le contrôle. J'embrasse pleinement mon pouvoir, c'est bien que j'aie le contrôle sur mon pouvoir et que je me permette d'utiliser le pouvoir que Dieu m'a donné; Amour au Service de la Lumière.* »

Affirmations : « *Je sais que je suis amour, intelligence et bonté. Je mérite une belle vie. Je suis certain que la vie me protégera envers et contre tout. J'use de mon pouvoir de sagesse. Je choisis la vie, l'amour et la bonté. Je suis en contact avec la source de mon pouvoir. Je suis un être rayonnant et entier capable de trouver mon chemin dans la vie.* »

Mantras (Chakra du Plexus Solaire) :

« *Je mérite qu'on m'aime, qu'on me respect* »
« *J'ai décidé d'aller de l'avant* »
« *J'ose être qui je suis* »
« *J'ai décidé d'évoluer* »
« *Je suis un Être spirituel et humain* »
« *Je suis responsable de mes actes et pensées* »
« *Je m'assume et je suis autonome* »

« *Je mérite la vie dont je rêve et je suis prêt à l'accueillir* »

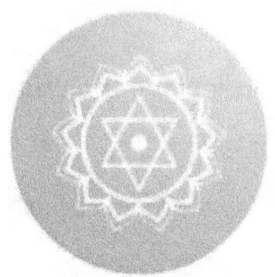

4. Chakra du Cœur

Glande endocrine : Thymus

Organes : Péricarde, cœur, poumons, circulation sanguine.

Les affections : Un dysfonctionnement du chakra du cœur peut provoquer de l'artériosclérose, une angine de poitrine, un infarctus du myocarde, une arythmie cardiaque et une sténose du cœur et des poumons ; il peut également affecter ces derniers par le biais de la pneumonie, de la bronchite chronique et de la tuberculose.

Intelligence : Mémoire du bien

Leçon de l'âme : Fraternité et amour

Capacités : Pardon – Acceptation

Élément : Air

Note : « F »

Fréquences de guérison : 182,25 Hz – 364,5 Hz – 729 Hz

Nourriture : Fruits et légumes verts, rosés – Herbes

aromatiques

Blocage : **La haine**

- Effets : Il n'y aura pas d'amour dans votre vie, ni à donner, ni à recevoir

Guérison : « *Je libère volontairement toutes les peurs et les inquiétudes de donner et de recevoir de l'amour. Mon cœur est ouvert et coule librement d'amour pour moi-même et pour les autres. Je me permets de donner et de recevoir de l'Amour facilement.* »

Affirmations : « *J'aime être aimé. Je suis amour. L'amour est au centre de ma vie. L'amour me guérit et me ressource. L'amour me relie à l'infini et fait de moi un tout. L'amour restaure la foi en la vie.* »

Mantras (Chakra du Cœur) :

« *Je m'aime* »

« *Je suis aimé* »

« *J'aime* »

« *J'accepte l'Amour que me prodiguent les autres et je le mérite* »

« *C'est l'Amour qui motive mes choix* »

« *Mon cœur est en paix* »

« *Je partage l'Amour et la lumière* »

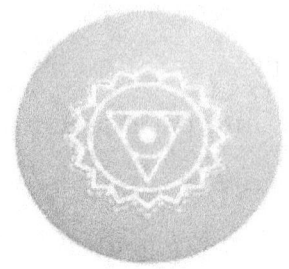

5. Chakra de la Gorge

Glande endocrine : Thyroïde

Organes : gorge, bouche, dents, mâchoire, oreilles.

Les affections : qui y sont liées sont le mal de gorge, la laryngite, la surdité, les caries dentaires, les gingivites, le syndrome articulaire temporo maxillaire et les affections des vertèbres cervicales.

(Suite Chakra de la Gorge)

Intelligence : Volonté et expression

Leçon de l'âme : Exprimer la volonté divine

Capacités : Chemin de vie – Adaptabilité – Sensibilité

Éléments : Éther

Note : « G »

Fréquences de guérison : 192 Hz – 384 Hz – 768 Hz

Nourriture : Algues – iode – Végétal adaptif

Blocage : Ne pas dire ce que l'on ressent

- Effets : Vos décrets ne seront pas entendus

Guérison : *« Je libère volontairement toutes peurs et négativité qui m'empêchent de dire ma vérité. Je dis avec* amour ma vérité et je permets à mon Moi Supérieur de parler à travers moi. J'utilise mes mots pour créer de la beauté dans ce monde. »

Affirmations : « Je dis ma vérité et je tiens mon engagement envers elle. Je m'exprime le plus honnêtement possible. Je partage mes sentiments avec bien-être et bienveillance. Je vis de mon intégrité. Je communique ce qui est évident pour moi sans imposer ma vérité aux autres. Je m'exprime de la manière la plus créative que possible. J'écoute ma vérité intérieure. »

Mantras (chakra de la Gorge) :

« Je dis ce que j'ai à dire à haute voix et clairement »

« Je suis à l'écoute »

« J'exprime mes sentiments »

« Je communique et je m'exprime avec facilité »

« Je mérite d'être entendu »

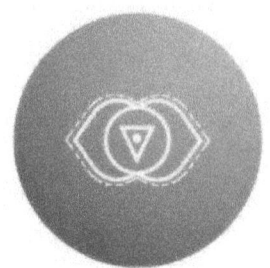

6. *Chakra du troisième Œil / frontal*

Glande endocrine : Hypophyse

Organes : Yeux, sinus, base du crâne, lobes temporaux.

Les Affections : l'intelligence et la bêtise, la faible affectivité et le surmenage. Ils peuvent provoquer des migraines, la cécité et d'autres maladies oculaires tels les glaucomes, les cataractes, les tumeurs au cerveau et les accidents vasculaires cérébraux.

Intelligence : Contrôle et sagesse

Leçon de l'âme : Détachement et intuition

Capacités : Intuition – Prémonition – Clairvoyance

Élément : Son intérieur

Note : « A »

Fréquences de guérison : 216 Hz – 432 Hz – 864 Hz

Nourriture : Fruits et légumes violets, mauves, rouges bordeaux

Blocage : Se concentrer sur les mauvaises choses de la vie

- **Effets** : Vos dons de clairvoyance, de perception et d'intuition ne seront pas activés

Guérison : « *Je lâche volontairement toutes les peurs de voir le passé, le présent et le futur. Je libère toute peur de pouvoir voir des êtres aimants de Lumière. C'est bon pour moi de voir la vérité. Ma vision est parfaitement ordonnée et illuminée par l'amour* ».

Affirmations : « *Mon amour de la vie se reflète dans tout ce que je vois et je fais. Je reconnais ma valeur. Ma nature est saine. Je suis capable de discerner le bien de ce qui affaiblit mon esprit. Je puise la sagesse dans mon passé et la guérison dans le présent. J'utilise mon intelligence et mon intuition. J'examine toutes les situations dans une perspective positive.* »

Mantras (Chakra du troisième œil) :

« *Je m'ouvre à mes intuitions et à ma sagesse intérieure* »

« *Je fais confiance à ma petite voix intérieure et je suis ses conseils* »

« *Je me sers de mon intelligence et de mon intuition* »

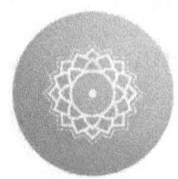

7. <u>**Chakras Couronne/Coronal**</u>

Glande endocrine : Épiphyse

Organes : crâne supérieur, cortex cérébraux, peau.

Les affections : Un dysfonctionnement du chakra coronal entraîne des difficultés d'apprentissage, de perception et de compréhension spirituelle. Les problèmes physiques susceptibles de survenir sont l'épilepsie, le daltonisme, l'alcoolisme, les affections nerveuses, la névrose et l'insomnie.

Intelligence : Compréhension Spirituelle

Leçon de l'âme : Réaliser l'unité avec la source

Capacités : Évaluation – Comparaison – Spirituel

Élément : Lumière intérieure

Note : « B »

Fréquences de guérison : 243 Hz – 486 Hz – 972 Hz

Nourriture : Air – Lumière – Amour inconditionnel – Prana

Blocage : Le manque de tranquillité d'esprit et de méditation

- **Effets :** Toute notre vie devient un gâchis

Guérison : « *Je permets à la Lumière de dissoudre toutes les barrières qui m'empêchent de recevoir la sagesse et les conseils divins. Je lâche toute peur d'écouter : mon Moi Supérieur, Dieu, mes Anges et mes Guides Spirituels.* »

Affirmations : « *Je reconnais la présence de l'esprit dans ma vie. Je vois la seule vrai réalité. Dieu œuvre dans la vie sans se préoccuper de mes limites. Je suis ouvert au pouvoir thérapeutique de l'esprit qui œuvre dans ma vie. Le divin me guide sur le chemin de la vie. En acceptant que ma vie soit bénie, je me libère de la peur, du doute et de la souffrance. J'abandonne mon arrogance et mon égo à un pouvoir supérieur à moi-même.* »

Mantras :

« *Je fais qu'un avec le Divin* »

« *Je suis relié à la source de la connaissance infinie* »

« *J'accepte la Guidance Divine tout au long de ma vie* »

Je ne vous rappellerai jamais assez d'approfondir les pratiques et les connaissances qui vous interpellent. Ce manuel d'enseignement n'est qu'un survol afin de vous aider à vous reconnecter à votre âme, votre propre essence originelle et, de là, trouver votre propre chemin d'éveil, adapté à vous spécifiquement. Rien ni personne en dehors de vous ne connaît ce chemin et ses enseignements.

Carte de la conscience humaine de David Hawkins

Réalisée sur base des ouvrages de référence "Power vs. Force" (1re éd. 1995) et "Transcending the Levels of Consciousness" (2006) du Dr. David R. Hawkins, et de la carte réalisée par Olga Alexandrova disponible sur internet, chaque élément ayant été rigoureusement vérifié au pendule (par Jean-Charles de Biolley, février 2021, www.ilona-jeancharles.be)

Niveau	Logar.	Emotion	Vue de la vie	Processus	Niv. bonheur	Posture
HONTE	20	Humiliation, haine de soi	Misérable	Elimination	1%	Négativité et passivité
CULPABILITE	30	Blâme, autorécrimination	Malveillante, maléfique	Destruction	4%	Négativité et passivité
APATHIE	50	Désespoir, impuissance	Sans espoir	Abdication	5%	Négativité et passivité
CHAGRIN	75	Regret, tristesse, dépression	Tragique	Abattement	9%	Négativité et passivité
PEUR	100	Anxiété, angoisse, terreur	Effrayante	Retrait	10%	Négativité et activité
DESIR	125	Envie, jalousie	Décevante	Asservissement, addiction	10%	Négativité et activité
COLERE	150	Haine, révolte	Antagoniste	Agression, vengeance	12%	Négativité et activité
ORGUEIL	175	Dédain, mépris, fierté, vanité	Exigeante, insatiable	Surestimation	22%	Négativité et activité
COURAGE	200	Affirmation, ouverture	Faisable, vivable	Détermination, autonomisation, responsabilisation	55%	Positivité et dualité
NEUTRALITE	250	Confiance, détachement	Satisfaisante	Libération, lâcherprise	60%	Positivité et dualité
VOLONTE	310	Optimisme, engagement	Pleine d'espoir	Intention	68%	Positivité et dualité
ACCEPTATION	350	Pardon	Harmonieuse	Transcendance	71%	Positivité et dualité
RAISON	400	Compréhension	Pleine de sens	Abstraction	79%	Positivité et dualité
AMOUR	500	Révérence	Bienveillante, bénéfique	Révélation, inspiration	89%	Positivité et unité
AM. INCOND.	540	Sérénité	Merveilleuse*	Guérison	96%	Positivité et unité
JOIE	570	Extase	Complète	Transfiguration	99%	Positivité et unité
PAIX	600	Béatitude, félicité	Parfaite	Illumination	100%	Positivité et unité
REALIS. DE SOI	700	Indicible	Totale*	Réalisation, éveil*	Infini	Don de soi
EVEIL TOTAL	850	Ineffable	Elle EST	Conscience pure	Infini	Don de soi
AVATAR	1000	Don de soi*	Divine*	Rédemption*	Infini	Don de soi

* Apports personnels

Exemple de quelques différentes civilisations galactiques faisant partie de la fédération Galactique

(un guide plus approfondi sur le sujet est en rédaction)

Plusieurs autres civilisations existent, dont :

- a- **Les Aquafariens**
- b- **Les Andromédiens**

    Ils sont des êtres de lumière avec une spiritualité très avancée

    Origine : Andromède

    Particularité : Guider et protéger

    Existence : 5000 années humaine

- c- **Les Antariens ou Ataréiens**
- d- **Les Arcturiens**
- e- **Les Aviens**
- f- **Les Epsilon Eridani**
- g- **Les Hathor**
- h- **Les Largiens**
- i- **Les Extraterrestres de type Insectoides**
- j- **Les Lyriens et Végaliens**
- k- **Les Pléiadiens**
- l- **Les Procyoniens**
- m- **Les Reptiliens, Draco-Reptiliens, les Sauriens**

n- **Les Siriusiens ou Siriens**

    Sirius : Connaissance, savoir et sagesse

    Existence : 2000 années humaine

o- **Les Sassanis ou Essassanis**

p- **Les Tau Cétiens**

q- **Les Ummites**

r- **Les Vénusiens**

s- **Les Wingmakers**

t- **Les Yahyels**

Toutes ces civilisations communiquent par fréquences vibratoires.

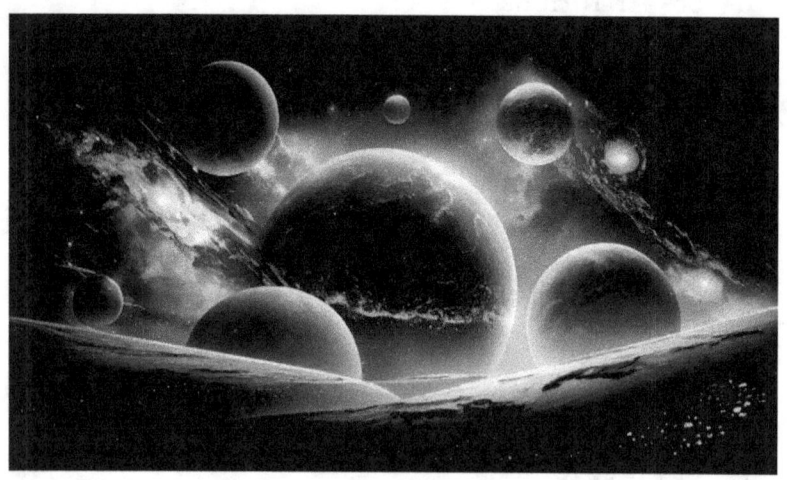

Source image : freepik.com/author/vecstock

Bouclier de protection (par anges et lumière)

Voici un puissant bouclier de protection :
(à dire à haute voix avec fermeté par trois fois)

« À ma droite, L'archange Michael,
pour la protection et l'amour ;

À ma gauche, L'archange Gabriel,
pour l'intuition et la force ;

Devant moi, L'Archange Uriel,
pour la spiritualité et la lumière ;

Derrière moi, L'archange Raphael,
pour la sagesse et la guérison ;

Au-dessus de moi, L'Archange Métatron, la présence Divine, pour m'accompagner où que j'aille ;

Mon bouclier est puissant par ma volonté.

Qu'il en soit ainsi. »

Nous pouvons visualiser ce bouclier, telle une bulle miroir autour de nous ou de toutes choses, qui selon notre maîtrise de la canalisation de l'énergie (niveau vibratoire), sera de différentes grosseurs et de différentes efficacités.

Cette bulle peut être pour protéger notre enfant, tout ce qui est dans notre domicile, une forêt, un groupe d'animaux, etc.

Il est aussi possible de demander à nos guides de nous aider pour la mise en place et l'intensité de ce bouclier/bulle.

L'écriture intuitive / la psychographie

Si nous souhaitons nous connecter avec notre âme de façon simple et rapide, c'est par l'écriture intuitive. N'importe qui peut pratiquer cette technique car elle est très simple à appréhender.

Il existe différentes croyances sur l'origine de l'écriture intuitive ou inspirée, certaines affirment qu'elle provient de l'inconscient, qui est une porte vers l'âme ou le Soi Supérieur, et d'autres affirment qu'elle provient de forces surnaturelles tels que des guides spirituels et des anges.

L'écriture intuitive nécessite de la pratique,
il faut souvent plusieurs séances pour pouvoir
former des mots, des idées, des phrases concrètes.

a- **Avantages**
- Obtenir des conseils directs de notre âme / Soi Supérieur

- Plus de clarté dans notre vie quotidienne
- Prise de décision améliorée
- Capacités intuitives affûtées, perfectionnées et développées
- Se sentir soutenu et réellement compris
- Faire davantage confiance à notre intuition

b- Comment canaliser l'âme
- Stylo ou crayon
- Réfléchir à une question et l'écrire
- Détendre l'esprit et le corps
- Laisser l'écriture se faire spontanément

c- Réfléchir à une question

Le but de l'écriture intuitive est d'accéder aux conseils de notre âme, surtout si nous avons du mal à l'entendre dans notre vie quotidienne. Commençons chaque session par une question claire et notons-la dans notre cahier. Choisissons une question qui nous tient vraiment à cœur. Plus la question est chargée d'émotions, plus la réponse sera claire. Adressons notre question à quelqu'un ou à quelque chose en particulier, comme à notre âme, à un guide spirituel ou à notre inconscient. Les questions doivent rester simples. Si nous avons de nombreuses questions, divisons-les en différentes séances d'écriture pour faciliter le processus.

d- Détendre notre esprit

Apprendre à détendre notre esprit est la partie la plus importante du processus. Lorsque notre esprit est immobile et ne pense à rien, l'écriture devient spontanément beaucoup plus facile. Méditation – Respiration profonde – Pleine conscience – Visualisation – Yoga.

e- Entrer en état de transe

En tant qu'êtres humains, nous pouvons facilement entrer dans un état de transe (exemple : en regardant la télévision). Cela est très utile pour faciliter la circulation spontanée de l'information. Écouter de la musique, respiration yogique, danser, mantras, tâches répétitives, méditations guidées, autohypnose.

f- Laisser le flux d'informations circuler

Ne pas s'inquiéter si, au début, nous ne parvenons pas à suivre le flux d'informations. Si nous ne sommes pas au courant de ce que nous écrivons, c'est en réalité une très bonne chose. Cela signifie que nous puisons dans quelque chose de bien plus grand que notre esprit pensant. Avant de débuter une cession d'écriture intuitive ou inspirée, il est important de nous accorder autant de temps que nécessaire pour exprimer ce qui doit être exprimé. Créer un espace dans lequel nous pourrons nous détendre le plus possible mentalement. N'oublions pas que nous pouvons toujours interpréter ce qui est écrit après.

g- Interpréter les informations

À un certain moment, nous sentirons que notre cession d'écriture intuitive se termine. D'autres fois, il se peut que nous arrêtions brusquement d'écrire et qu'aucune autre information ne nous vienne.

L'alimentation : source de régénérescence

Apprenons à lire les fréquences vibratoires des aliments en lien avec la lecture des besoins de notre corps, aussi exprimés par vibrations.

Nous pourrons alors connaître les besoins du moment de notre corps et préparer un repas en harmonisant les aliments, les épices, la cuisson (ou non) avant l'ingestion, en pleine conscience de ce que ces aliments après-

transformation nous apporteront.

Il est toutefois important de noter que les aliments congelés perdent la majorité de leur apport vibratoire. Donc il est recommandé de se nourrir de fruits, légumes, herbes/végétaux, champignons, noix et légumineuses biologique et cru. N'oublions pas toute la science rattachée à l'absorption optimal de tous les nutriments en combinant la consommation des aliments. Cette science nécessiterait plusieurs pages à elle seule, donc faisons nos propres recherches pour approfondir le sujet.

La Nature est là pour nous : Médecine ancestrale Maya

- Huile de coco pour se brosser les dents
- Banane ou miel pour humecter le teint
- Bicarbonate de soude pour shampoing
- Vinaigre pour démêler les cheveux
- Eau de lierre pour rendre les cheveux doux et brillants
- Jaune d'œuf comme bain de crème
- Thé à la camomille pour rincer les cheveux
- Coquilles de noix pour assombrir les cheveux
- Eau de pelures de pommes de terre pour les cheveux gris
- Cannelle-Citron-Miel pour éclaircir les cheveux

- Eau d'agrumes pour faire la vaisselle
- Alcool avec eau oxygénée et vinaigre comme puissant antimycosique (ainsi que l'huile d'origan; bicarbonate; ail ou huile de coco)
- Ail, vinaigre et miel comme antibiotique

Le Jeûne

Ce sont l'abondance et les excès qui nous tuent à petit feu. On nous a programmé à manger 3 repas par jour, plus des collations, afin de consommer plus et faire rouler l'économie. Mais notre corps n'est pas fait pour manger autant.

Cette programmation a aussi comme le développement de maladies qui engraisseront le système de santé et de pharmacologie. Tout est une question de surconsommation à la racine de nos programmations par le système.

Les bienfaits des différents types de jeûne :

- **Jeûne hydrique :** jeûne d'eau uniquement afin de nettoyer l'organisme en profondeur. Régénération, renouvellement cellulaire et mise au point émotionnelle.

- **Jeûne intermittent :**

    1. La méthode 16/8 : Jeûne de 16h et manger dans une fenêtre de 8h; jeûne de 16h, etc.
    2. La méthode 5/2 : manger normalement 5 jours et 2 jours vous mangez le ¼ des calories habituelles.
    3. La méthode « manger-arrêter-manger » : jeûne de 24h.
    4. Le régime du guerrier : jeûne de 20h et repas de 500 à 1000 calories dans une fenêtre de 4h.
    5. La méthode des jours alternés : 24h de jeûne, journée normale, 24h de jeûne, etc.

- **Jeûne jus de légumes bio frais**

- **Jeûne sec ou complet:** jeûne de total abstinence de courte durée, 1 ou 2 jours.

- Jeûne Spirituel : se couper de toute stimulation habituelle : écrans, téléphone et cellulaire, ordinateur, ondes environnantes; dans le silence. Seule la lecture, la méditation et l'activité physique légère (yoga, pilates, etc.). L'accompagnement d'un jeûne alimentaire doux est aussi conseillé lors de cette pratique.

- **Les jeûnes partiels :** sur 21 jours, à chaque saison, évitez les aliments issus d'animaux, de produits laitiers, d'aliments transformés, de caféine. Donc : fruits, légumes, légumineuses, noix et céréales. C'est le jeûne de « Daniel » cité dans la Bible.

Souvenons-nous que les bons amis sont précieux;
Difficiles à trouver;
et impossibles à remplacer.

Les 12 libérations énergétiques

1. Libération de l'auto-sabotage
2. Réharmonisation des 7 chakras
3. Acceptation de son image amour de soi
4. Développement de l'abondance et programmation des schémas limitants
5. Développement de l'intuition et libération du mental
6. Libération transgénérationnelle de la lignée des femmes
7. Libération de la souffrance émotionnelle
8. Libération des relations toxiques
9. Libération des mémoires en lien avec les abus sexuels
10. Apaisement des émotions

11. Libération et acceptation du deuil
12. Libération par le pardon

Avant de couper la branche d'un arbre ou d'enlever une fleur, prévenons leur esprit de ce que nous allons faire, afin qu'il puisse retirer son énergie de cet endroit et ne pas ressentir aussi fort la coupe.

Avant de prendre une pierre dans une rivière, demandons au gardien de la rivière si nous pouvons en prendre une.

Avant d'entreprendre une excursion en montage ou dans la forêt, demandons la permission au gardien du lieu.

Visitons chaque lieu avec respect, communiquons-lui nos intentions et notre gratitude.

Chaque altération ou perturbation sur le microcosme impacte le macrocosme.

Honorons la vie sous ses multiples formes et

soyons conscient que chaque être accomplit son but, rien n'a été créé pour remplir des espaces, tout existe pour une raison.

Prenons contrôle de notre futur

- Cultivons nos propres aliments
- Préservons nos aliments
- Priorisons l'échange et le troc
- Cuisinons sans instructions
- Préservons nos propres graines/semences
- Devenons auto-suffisant

Routine quotidienne

Ci-dessous se trouve un exemple de la routine quotidienne qui me correspond, selon mon essence. Il est de notre responsabilité à tous et chacun, lorsque l'on est en phase, de créer notre propre routine/horaire qui correspond à notre essence.

Le souci premier est de balancer notre vie entre le personnel et le professionnel (santé, exercice, sport, passe-temps, famille, couple, social et rémunérateur).

1- Réveille, pratique de la gratitude et boire 300 à 500 ml d'eau, accueil de nos différents corps
2- Douche et nettoyer les couches auriques
3- Méditation, ouverture et purification des chakras
4- Étirement Yoga, exercices
5- Exercices d'EFT
6- Yoga du cerveau
7- Visualisation de la journée
8- Boire 300 à 500 ml d'eau
9- Déjeuner en pleine conscience (très rare car je pratique le jeûne donc un seul repas par jour)
10- 1h15 à 1h30 de travail rémunérateur
11- Pause 15min méditation
12- 1h15 à 1h30 de travail rémunérateur
13- Boire 300 à 500 ml d'eau, méditation, dîner et exercices/yoga/étirements
14- 1h15 à 1h30 de travail rémunérateur
15- 1h15 à 1h30 de formation professionnelle, travail spirituel, croissance personnelle
16- Boire 500 ml d'eau, méditation et souper en pleine conscience
17- Temps de socialisation, jeux famille/amis
18- Lecture et guérison

19- Méditation et pratique de gratitude avant le coucher
20- Émettre notre intention lors du sommeil à venir : voyage, guérison, acquisition de savoir, connaissances et sagesse, réception de messages

Une bonne base de routine quotidienne :

- 2 heures sans électronique et sans sucre avant de dormir
- Manger lorsque nous avons faim seulement; Bio, sans OGM et cru le plus souvent possible
- Au minimum 1 pause de 15 minutes aux heures pour se détendre lors de travail rémunérateur
- 5 fruits et légumes/jour biologiques, dûment lavés avant consommation
- 10 minutes de méditation aux 6 heures d'éveil
- 1.5 à 2 litres d'eau par jour
- 6 à 8 heures de sommeil
- Minimum d'1 heure de « sport » ou activités physique par jour

Les 4 règles de Don Miguel Ruiz :

1- Sois impeccable avec tes mots, parle avec intégrité

2- Ne rien prendre personnel

3- Ne pas assumer

4- Tente de toujours faire de ton mieux

Dans mon quotidien

<u>*3 règles de base :*</u>

- *Ne jamais répondre quand on est **énervé***
- *Ne jamais promette quand on est **heureux***
- *Ne prendre aucune décision quand on est **triste***

Comment prendre soin de soi

1. Être doux avec son corps. Il est notre ami pour la vie.
2. Accueillir nos émotions, puis laissons-les repartir.
3. Cesser d'être gentil et osons devenir vrais.
4. Dire ce que nous pensons et pensons ce que nous disons.
5. Écouter notre intuition, elle est la voix de notre âme.
6. Se pardonner. On n'a fait que des expériences.
7. Accepter notre passé comme si on l'avait choisi.
8. Prendre du temps pour soi

9. Développer nos talents et partageons-les avec les autres.

20 affirmations quotidiennes pour reprendre sa vie en main et prendre soin de soi

1- Je suis capable d'atteindre mes objectifs.
2- Je m'aime, je crois en moi, je me soutiens.
3- Je deviendrai la personne que j'ai toujours rêvé d'être.
4- Je crée la vie que je mérite de vivre.
5- Je ne me laisse plus affecter par l'opinion que les gens ont de moi.
6- Je choisis le bonheur du présent plutôt que la tristesse du passé ou l'anxiété du futur.
7- J'ai le pouvoir de changer mon histoire.
8- Je Suis Capable!
9- La seule personne à qui je me compare est celle que j'étais hier.
10- Je recevrai tout ce dont j'ai besoin au bon moment et au bon endroit.
11- Je mérite d'avoir une vie incroyable!
12- Je suis en train de devenir la meilleure version de moi-même.

13- Quoi qu'il arrive, je peux gérer.
14- J'ai le droit de dire non aux autres et oui à moi-même.
15- Le passé est terminé.
16- Je suis en paix avec mon passé, car il a fait de moi ce que je suis.
17- Je crois en moi.
18- Je mène ma vie pour moi-même, pas pour ce que les autres pensent.
19- De bonnes choses m'attendent.
20- J'évolue continuellement vers une version plus forte de moi-même.

Fais attention à tes pensées
Elles deviendront tes mots,
Fais attention à tes mots
Ils deviendront tes actions,
Fais attention à tes actions
Elles deviendront tes habitudes,
Fais attention à tes habitudes
Elles deviendront ce qui te définit,
Fais attention à ce qui te définit
Il deviendra ton destin.

8 choses pour changer notre vie en 1 an

1. Arrêtons de nous plaindre et apprécions la chance que nous avons chaque jour.
2. Apprenons à être seul et profitons-en pour nous remettre en question.
3. Disons au revoir aux gens qui ne nous apportent pas d'énergies positives dans notre vie.
4. Débarrassons-nous de notre télé et mettons des limites au temp que nous passons sur les appareils électroniques.
5. Choisissons une compétence que nous avons envie d'acquérir et mettons tous nos efforts pour la développer.
6. Tenons les objectifs que nous nous fixons et ne regardons jamais en arrière.
7. Faisons du sport tous les jours pour booster notre humeur.
8. Les échecs font partie de la vie. Le plus important est de tirer la leçon de chaque erreur.

Promesse à vous faire avant de démarrer une nouvelle relation :

- Promettons que nous n'abandonnerons pas nos amis.

- Promettons que nous n'oublierons pas nos projets et nos intérêts. (Ne compromettons jamais nos rêves pour quelqu'un.)
- Promettons de ne pas changer notre personnalité pour nous adapter à cette personne.
- Promettons de ne jamais tolérer un comportement inapproprié à notre égard.

10 pensées pour nous calmer

1. Ne poursuivons pas, ne quémandons pas, ne stressons pas, ne soyons pas désespérés. Lorsque l'on se détendra, cela viendra à nous, faisons en sorte que nos désirs nous veulent.
2. Nul humain ne vaut la peine que l'on se stresse. Les humains viennent et partent de nos vies, continuons notre chemin et retrouvons-nous nous-même, le monde nous appartient et la vie continue.
3. Détendons-nous, belles âmes, tout ira pour le mieux.
4. Nous sommes plus forts que nous ne l'imaginons, nous sommes déjà passés à travers beaucoup d'épreuves et de journées plus sombres et nous sommes toujours là, plus forts qu'hier.

5. Si nous ne pouvons le changer, passons notre chemin et laissons derrière nous ce qui ne nous appartient pas.
6. Tout ce qui peut nous inquiéter en ce moment, oublions-le. Prenons une respiration profonde, restons positifs et sachons que tout va aller mieux.
7. Ne regrettons pas le passé, il n'est plus. Ne nous inquiétons pas du futur, ce n'est pas encore arrivé. Vivons dans le moment présent en pleine conscience et créons le présent à notre image.
8. Trop penser, trop analyser est la première cause de notre malheur.
9. Un jour, nous regarderons la vie que nous avons eu et nous serons fiers de nous être relevés et d'avoir combattu.
10. Respirons, ce n'est pas une mauvaise vie, mais une mauvaise journée.

9- Outils pour Apprendre à nous connaître

Astrologie occidentale

Le mot astrologie lui-même vient du grec « astrom » et « logos » qui signifient « le langage des astres ». L'astrologie est donc l'étude des astres et planètes, fondée sur l'observation et la compréhension des effets du ciel sur la Terre et ses habitants. Le mouvement des astres influence les évènements terrestres et la personnalité des humains.

L'astrologie est une connaissance, non une divination, sa base étant principalement astronomique, et donc scientifique.

Le signe astrologique d'une personne est défini par la position du soleil sur le zodiaque, au moment de sa naissance. Par exemple, le 3 avril, le soleil se situe en bélier. Les personnes nées ce jour sont donc de signe astrologique solaire Bélier.

Les périodes de passage du soleil dans les constellations sont généralement semblables d'une année à l'autre.

Il est à noter que l'on a tous un signe astrologique Lunaire. Celui-ci nous renseigne sur nos émotions, nos sentiments.

Il faut considérer que ces dates sont données à titre indicatif. Il peut y avoir un décalage de plus ou moins 3 jours, d'une année à l'autre. En effet, les dates de début et de fin d'un signe du zodiaque varient en fonction de la date de l'équinoxe de printemps. Date de référence qui est le point de départ du découpage de l'année en 12 signes.

Les dates des signes astrologique

Bélier : 21 mars – 20 avril
Taureau : 21 avril – 20 mai
Gémeaux : 21 mai – 21 juin
Cancer : 22 juin – 22 juillet
Lion : 23 juillet – 22 août
Vierge : 23 août – 22 septembre
Balance : 22 septembre – 22 octobre
Scorpion : 23 octobre – 22 novembre
Sagittaire : 23 novembre – 21 décembre
Capricorne : 22 décembre – 20 janvier
Verseau : 21 janvier – 19 février
Poissons : 20 février – 20 mars

Les 12 signes du zodiaque

Dans l'astrologie occidentale, l'année solaire est découpée en 12 signes du zodiaque, compris entre le 21 mars d'une année et le 20 mars de la suivante. **Chaque signe du zodiaque est divisé en trois parties égales. Ce sont les** <u>décans.</u>

Le signe solaire est lié à notre personnalité : nos caractéristiques, nos qualités et nos défauts. Chaque signe astrologique possède une personnalité précise.

Les signes astrologiques peuvent ainsi être classés selon l'élément auquel ils se rattachent et leur donner un indicateur de tempérament… *Idéalement, lorsque nous sommes La meilleure version de nous. Par contre, ici dans la matière, nous trainons des blessures de l'âme, des blessures de lignées ancestrales, des codifications de notre Akash, alors notre incarnation humaine est affectée. De là, notre sentiment de mal-Être et de ne pas toujours se sentir en accord, sur notre X. L'astrologie nous fait prendre connaissance de notre Moi en parfait accord avec notre âme, notre essence, ce à quoi il faut tendre dans chacune de nos actions, dans chacune de nos paroles, dans chacune de nos intentions.*

- *Les signes de feu (Bélier, Lion, Sagittaire)
  ont un caractère fougueux et sont dynamiques.*

- *Les signes d'eau (Cancer, Scorpion, Poissons)
  sont émotifs, intuitifs et passionnés.*

- *Les signes d'air (Gémeaux, Balance, Verseau)
  sont communicatifs et intelligents.*

- *Les signes de terre (Taureau, Vierge, Capricorne)
  ont un caractère obstiné et un esprit pratique.*

La responsabilité nous revient, encore une fois, de se plonger à l'intérieur de nous afin d'y découvrir notre essence la plus pure et ne pas se fier sur l'extérieur.

Les 3 grandes influences en ce qui concerne l'Astrologie sont Occidentale, Chinoise et Védique (Inde).

Chinois : Les 12 signes Astrologiques chinois sont représentés par un animal : le rat, le bœuf, le tigre, le lapin, le dragon, le serpent, le cheval, la chèvre, le singe, le coq, le chien et le cochon. À la grande différence que le signe astrologique Chinois gouverne une année complète, au lieu d'un mois. Mais encore une fois, il y en a 12 qui se répètent à tous les 12 ans… Signe que le Serpentaire, le 13e signe, n'a pas sa place?

En ce qui concerne l'horoscope **védique**, aussi nommé Jyotish de l'Inde, son principe se base sur les planètes et la carte du ciel de naissance, et sur l'influence de nos vies antérieures sur nos karmas.

Bien que très semblable au nombre 12, les signes astrologiques Indiens sont moins importants dans l'astrologie **occidentale**, où l'on leur préfère les maisons et les positions des planètes dans ces dernières.

Donc, l'astrologie occidentale est basée sur l'alignement des astres au moment de notre naissance. Leurs énergies influencent notre essence humaine, selon : la date de naissance, son heure <u>**exacte**</u> pour ce qui est de notre ascendant, notre descendant, notre lune, notre soleil.

Afin de dresser notre carte du ciel, nous avons donc besoin de notre date de naissance, notre heure de naissance

exacte et l'endroit où nous sommes nés.

Notre carte du ciel déterminera notre planète d'influence, notre position en signe astrologique et notre Maison.

Bien sûre, l'astrologie est une science en soi et beaucoup plus complexe et nuancée que ce bref survol.

Au moment de notre naissance, c'est le signe Solaire, celui que nous connaissons principalement, qui influence les débuts de notre incarnation.

Notre signe lunaire est celui qui se levait à l'horizon **Est** au moment de notre naissance et qui influence graduellement notre vie adulte. Notre signe lunaire est aussi important que notre signe solaire, spécialement lorsque nous sommes de nature féminine, puisque celle-ci est plus influencée par ce type de signe en général.

Dans un thème natal, il existe plusieurs éléments importants pour faire une bonne lecture et définir une personnalité dans toute sa complexité.

La Lune : gouverne nos émotions et notre capacité réceptive; incarne la féminité; notre personnalité intérieure.

Le Soleil (symbole de vie) : indique le signe astrologique / zodiaque; incarne la masculinité; notre personnalité extérieure. Il gouverne le

signe solaire.

Ainsi, par exemple, selon l'emplacement du Soleil et de la Lune, une personne peut être Capricorne avec un signe Lunaire en Taureau.

Maîtriser la science de l'astrologie,
c'est aussi maîtriser la science du mouvement
des émotions des humains et leurs impacts sur
leurs comportements.

Cependant, attention! Le **signe lunaire ne doit pas** être confondu avec le signe du Zodiaque de **l'ascendant.**

Le signe Lunaire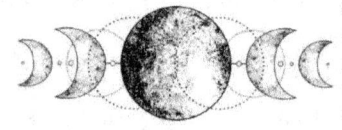

Dans un **thème astrologique**, la Lune symbolise l'enfance, la mère, le foyer et les racines.

Notre signe Lunaire nous affecte sur le monde intérieur, par conséquent, notre part de féminité présente en tous et chacun. Il agit sur : le subconscient, les sentiments, la sensibilité, les réactions, les instincts et la façon dont l'environnement extérieur se projette à l'intérieur.

Il se définit en fonction de la position de la lune dans le thème astral au moment de la naissance. Comme elle est un astre qui bouge rapidement, il est important de connaître, encore une fois : le lieu, la date et l'heure exacte à la naissance, au moment du calcul de la Carte du Ciel, puisqu'elle parcourt la totalité du zodiaque sur environ 28 jours. Par définition, elle reste donc 2 jours dans chaque signe et agit sur les réactions quotidiennes.

Le signe lunaire va apporter plusieurs informations sur notre personnalité, et notamment sur les émotions, qui se distinguent en **trois axes**.

Premièrement, cela indique l'expression des sentiments de la personne et ils sont aussi nombreux que complexes. Ils concernent autant l'amour, l'amitié et la famille, que le travail. Les forces et les faiblesses sont également données. Le tout combiné peut aider à mieux cibler les professions, les métiers et les domaines qui seraient mieux adaptés à chacun.

Deuxièmement, la Lune apporte des précisions sur les maisons. Un thème astral comporte 12 maisons. La position de la Lune dans une maison particulière, précisera le domaine dans lequel la personne est la plus émotive. Par exemple, une Lune en maison 4, indiquera une sensibilité prononcée pour tout ce qui a trait au foyer et à la famille.

Troisièmement, cela enseigne sur la compatibilité affective et amoureuse. Le signe lunaire est plus ou moins compatible avec le signe solaire de quelqu'un d'autre. C'est grâce à certains calculateurs de compatibilité amoureuse que les astrologues parviennent à proposer « le partenaire idéal ».

En résumé, un thème lunaire permet de mettre en avant les motivations, les humeurs et la sensibilité de chaque individu. Les professionnels débattent sur le niveau d'influence que peut avoir la Lune dans un thème en fonction du sexe à la naissance. La Lune aurait une importance plus conséquente sur les femmes que sur les hommes. Dans cette même croyance, pour une femme, le signe lunaire est aussi important que le signe solaire et l'ascendant.

Le positionnement de la Lune influence chaque signe différemment. Ses cycles et sa proximité avec la Terre agissent sur tous les êtres vivants. Ainsi, qu'importe le signe du zodiaque (astrologique) ou le signe lunaire, son passage dans les autres signes nous affecte tous différemment.

- La phase lunaire (correspondant à la nouvelle lune) est favorable pour vous lancer dans de nouveaux projets.
- La Lune croissante est idéale pour le développement de projets professionnels ou personnels et propice aux relations amoureuses.
- La pleine Lune redonne de l'énergie pour atteindre des objectifs.
- La lune décroissante est une période favorable pour laisser le passé derrière soi et gagner en indépendance.

La Lune Noire ne fait pas l'unanimité parmi les astrologues. Elle est associée à l'astrologie occidentale et reflète ce que l'on peut communément appeler : le karma – l'irrationnel, les peurs enfouies, une sorte d'inconnu qui gouverne le destin indépendamment de notre volonté. Certains l'associent même parfois à la réincarnation. Elle est également appelée Lilith (en référence au prénom de la première femme connue d'Adam dans les écrits kabbalistiques). C'est pourquoi elle fait débat et n'est pas toujours intégrée aux cartes du ciel.

Une carte du ciel est l'outil indispensable pour faire un thème astral. C'est un schéma qui met en relation les astres, les planètes avec les maisons et les signes du zodiaque tels qu'ils étaient disposés au moment de la naissance. Elle se présente sous forme circulaire. Elle est composée de plusieurs éléments : un cercle avec tous les signes du zodiaque, un second avec les maisons, les quatre points cardinaux, les astres et les planètes.

Le thème astral (ou natal) est l'étude de la carte du ciel astrologique au moment de la naissance. Elle se calcule en fonction de votre date, heure et lieu de naissance.

L'horoscope, quant à lui, décrit les tendances futures en fonction d'une carte du ciel actuelle, et donc, éphémère. Un bon horoscope personnalisé croise à la fois le thème natal et la carte du ciel actuelle.

La révolution solaire est une technique à mi-chemin entre l'horoscope et le thème natal. Elle permet d'établir des prédictions astrologiques sur une année, en fonction du thème astral de naissance. Ce sont des prédictions de tendances générales pour cette année spécifique.

L'interprétation des astres peut nous guider, faciliter notre compréhension de nous-même et des autres, mais en aucun cas, elle n'a pour but de déterminer notre destinée. Nous sommes libres de nos choix et de nos ressentis. L'astrologie nous permet seulement d'avoir un avis plus éclairé lors de nos prises de décisions et de nos transformations, en ayant connaissance de l'influence des astres à ces moments-là.

Depuis l'origine de l'astrologie, les maîtres anciens nous ont légués différentes techniques pour prédire. L'une d'entre elles est la révolution du soleil appelée : révolution solaire. La révolution d'un astre marque le moment où, après avoir fait le tour du zodiaque, ce dernier revient au même degré, dans le même signe que le jour de votre naissance.

Ce retour du soleil sur lui-même permet alors d'établir la carte du ciel de l'année, qui sera un indicateur de nos tendances de vie dans les 365 jours à venir.

Caractéristique selon votre jour de naissance

1 à 5	Votre nature est créatrice
6 à 10	Votre nature est Gestionnaire et de Gouverner
11 à 15	Votre nature est Gardien
16 à 20	Votre nature est Oracle
21 à 25	Votre nature est Angélique
26 à 31	Votre nature est scientifique/chercheur

Le dernier numéro de votre année de naissance

0 : Puissance	5 : Radiant
1 : Cosmique	6 : Profond
2 : Divin	7 : Spirituel
3 : Sans limite	8 : Radical
4 : Sacré	9 : Magnifique

Don Divin selon date de naissance

Additionnez les chiffres de votre date de naissance pour qu'ils donnent 9 ou moins. Par exemple, 3 octobre 1993 : 1+9+9+3 (année) +1+0 (mois) +3 (jour) = 26 (2+6) = **8**

1 - Le Magicien   6 - L'Apprenti Solaire

2 - L'Empathe   7 - L'Apprenti Lunaire
3 - La Lune Triple   8 - Le Sorcier
4 - L'Élémentaliste   9 - Le Chaman
5 - Le Médium

La numérologie

Cette science des nombres et leur symbolique étudie, révèle, le caractère d'une personne décelant ses qualités et leurs revers y compris celles qui se cachent au plus profond de nous.

Cet outil est destiné, en partie à la voyance et surtout pour approfondir la relation entre moi et mon être le plus profond, le plus secret.

Cette technique inspirée est fondée sur l'analyse d'une suite de nombre de 1 à 9 et une interprétation singulière et symbolique est attribuée à chaque nombre.

Selon cette science tout notre univers est régi par le nombre et chaque nombre représente une loi. De plus, chaque être vivant est caractérisé par un nombre qui exprime son essence. Donc, connaître notre nombre, c'est prendre conscience de notre rôle à jouer.

Comme tout nombre peut se réduire à un symbole, notre individualité est résumée à l'aide de quelques symboles évocateurs qui nous révèlent à nous-même. Il exprime graphiquement comment fonctionne notre intelligence, comment s'ordonne notre conduite et notre relation aux autres.

En découvrant les lois universelles
Qui nous gouvernent,
Nous entrons en résonance
Avec l'ordre universel.

Quels types de « Starseeds » sommes-nous?

Traduction : Élodie Saeki via Olivier Bouch
« Merci mon Frère pour te permettre d'Être et d'accomplir ta mission d'âme. »

Les graines d'étoiles (Starseeds) sont des essences / des âmes qui sont venues sur terre pour guérir et enseigner, envoyées dans un but supérieur. Ces âmes ont vécu dans de nombreuses vies et sont porteuses d'une immense sagesse et guidance universelles.

Trois catégories de « Starseeds »

1- Les « Starseeds » typiques

Les graines stellaires typiques sont des âmes qui ont généralement vécu sur Terre pendant 5 à 50 vies différentes. Certaines de ces vies étaient des préparations, car elles permettaient à l'âme de trouver sa place naturelle sur Terre et s'acclimater à être un être humain. Ces vies préparatoires ont également été la clé du développement de la mission de l'âme, conduisant à son actualisation finale dans la vie présente. Pour les graines stellaires typiques, la Terre est un lieu de service.

Ces âmes ont déjà atteint un niveau de conscience plus élevé sur d'autres planètes et, en tant que telles, ne sont pas ici pour apprendre, mais plutôt pour enseigner et servir. Comme ils ont survécu à moins de vies que leurs homologues plus âgés, les « Starseeds » conservent bon nombre de leurs capacités supérieures, y compris des choses comme la canalisation, la télépathie et la guérison.

Le but divin des Starseeds Typiques est de marcher sur cette Terre pendant des périodes de conscience spirituelle croissante afin d'aider à propulser cette croissance spirituelle vers de nouveaux sommets et d'être vraiment en mesure d'aider les autres.

C'est le type le plus courant de Starseed, donc la plupart des Starseeds qui le liront ressentiront un sentiment d'identité.

2- Les Starseeds » Anciennes

Les vieilles âmes Starseeds ont vécu sur cette Terre pendant des centaines de vies. Leurs racines remontent au début de l'humanité et peuvent même remonter à la naissance de cette planète.

Le but divin de ces âmes est de servir de gardiens de cette planète, facilitant l'évolution à long terme de l'humanité. Ils ont des liens étroits avec Sirius, le gardien spirituel de l'humanité et de la Terre.

Leur objectif signifie qu'ils se réincarneront

d'innombrables fois pour accomplir leur véritable objectif de vie. Ces âmes sont nos chamans, professeurs spirituels, gardiens du temple, prophètes, guérisseurs et artisans de lumière.

Ce sont nos chefs divins sur le chemin de l'éveil spirituel. Ils ont l'ancienne connaissance spirituelle et la sagesse de l'univers entier. Toutes les connaissances humaines de la divinité, des choses comme la numérologie, l'astrologie, le travail avec la lumière, la guérison, les cérémonies et signes spirituels proviennent des Âmes de la Vieille Étoile. Ils sont dotés du don de l'équilibre, étant capables de trouver l'harmonie entre ce qui est ancré et tangible et ce qui est divin et spirituel.

Bien qu'ils aient vécu aussi longtemps en tant qu'êtres humains, ils ressentent toujours un lien profond avec leurs origines stellaires.

3- Les nouveaux « Starseeds »

Les nouvelles graines étoiles ont vécu leur première vie sur Terre ou seulement quelques-unes d'entre elles. Comme il est plus facile de s'intégrer à l'humanité dans les temps d'ascension collective, ils ont choisi ce moment pour parcourir cette Terre.

Ils jouent un rôle clé à une époque où l'humanité connaît de grands changements et ils ont de nombreux dons incroyables qui nous aideront tous à nous guider.

Leur énergie est la lumière et la pureté divine. Cette énergie est expansive, mais reste légère car elle n'a pas encore traversé la densité d'énergie qui accompagne la vie sur Terre pendant de longues périodes.

Puisqu'ils sont nouveaux sur cette Terre, ils peuvent avoir du mal à s'intégrer et se sentir souvent éloignés des autres êtres jusqu'à ce qu'ils puissent partager leurs incroyables dons. Ils sont jeunes et n'ont pas autant d'expérience de la vie dans la conscience inférieure de l'humanité.

Les enfants Cristal et Arc en Ciel appartiennent souvent à cette catégorie. Alors qu'ils entament leur cycle d'intégration avec l'humanité, ils commencent également leur cycle d'innombrables vies et missions sur cette Terre.

L'étymologie de notre nom

Nous avions déjà choisi notre nom avant de venir nous incarner sur terre et ce nom a seulement été insufflé à nos parents. Ce nom/prénom, est tout aussi révélateur des caractéristiques qui nous définissent.

Angéologie

Selon notre date et heure de naissance, 3 anges influenceront la manifestation de notre essence au cours de notre expérience humaine : un Ange Gardien, un Ange de Cœur et un Ange Spirituel.

Il y a 72 Anges principaux ayant différentes caractéristiques : la couleur de leur bougie, leur couleur propre, leur pierre, leur métal, leur émotion caractérielle, leur encens de rituel, son nombre Doréen, leur prière d'invocation, leur arcane de Tarot, leur symbole, leur signature et leur heure miroir.

Les dimensions, les densités

    3D : Centré sur l'égo, l'humain animal guidé par ses instincts comparaison, séparation, jugement, règles rigides, jeu de pouvoir, besoin de contrôle, mentalité de victime, pensée rationnelle, distraction toxique, lourdeur de vivre, travail acharné, stress, peur.

4D : L'humain « de l'intellect », connexion plus profonde, expansion de conscience, détachement serein, remise en question, reprogrammation, quête de sa vérité, ouverture céleste, alignement de vie, compréhension, synchronicité, manifestation, compassion.

5D : Flow de la vie, haute vibration, savoir ancestral, code de lumière, fréquence divine, centré sur le cœur, ralentissement, mission de vie, authenticité, abondance, cocréation, libération, aisance, unité.

2023, nous quittons la 3ᵉ dimension et entrons dans l'ère de la 4ᵉ dimension. **Trois niveaux d'impact** de cette transition de Gaïa vers la 5ᵉ dimension :

1- La planète

Dans la 3ᵉ dimension/densité la planète vibre à 7,4 hertz Schumann et dans la 5ᵉ elle vibre à 51 hertz

Schumann. Cette augmentation est créée par la désactivation du maillage soutenant la fréquence de la 3e dimension (matrice holographique de contrôle). Un nouveau maillage électromagnétique, appelé Maille Solaire ou Cristique (socle cristal) a été installé. La période intermédiaire entre 2023 et 2026 est le nettoyage de la négativité/les basses fréquences précédentes, le recalibrage et le nouveau départ.

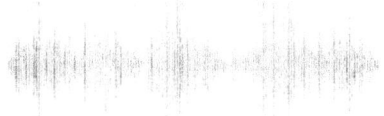

La conscience individuelle et collective

L'augmentation des fréquences vibratoires a pour effet d'élargir notre perception de l'univers. En mode 3D, nous utilisions seulement le mode « Esprit analytique », alors qu'en 5D nous utilisons le mode conscience. Nous clôturons donc l'étape Hommo Habilis/Hommo Sapiens pour inaugurer l'ère solaire en tant qu'Hommes Universels ou Galactiques.

2- Notre corps humain

Nous subissons des mutations biologiques

moléculaires. En 3D, notre structure moléculaire était de carbone « 666 » et elle a dirigé notre métabolisme et notre structure moléculaire était décomposée en 3 atomes, 6 électrons, 6 protons et 6 neutrons et nous utilisions seulement 2 fibres d'ADN.

En 5D, notre structure moléculaire qui régira notre métabolisme sera le silice « 999 », 9 électrons, 9 protons, 9 neutrons et nous utiliserons 12 fibres d'ADN plus une 13e, l'Adamic Kadmon ou Cristal.

Donc attendons-nous à des ressentis physiques et accordons-nous plus de moments de repos qu'à l'habitude.

« Notre incarnation sur terre
Est une énigme à résoudre et
Le cadeau ultime de la découverte de cette énigme
Est de reprendre connaissance de ce qui nous définit,
Ce qui caractérise notre essence originelle,
notre âme, et
L'émaner dans la matière »

Exercice pour monter en vibration et entrer dans la 5D

Si nous avons quelques qualités d'éveil au niveau du magnétisme, prenons un objet non transparent et relativement gros, comme une tasse à café.

- Maintenant, prenons conscience de l'objet et plaçons notre main à une distance de l'objet qui nous permettra de la ressentir.
- Visualisons, dans un premier temps, l'énergie qui se dégage de notre main et celle de l'objet.
- Faire du Reiki (énergie par les mains) sur l'objet et visualisons l'énergie qui entre dans notre crâne (venue du haut) et qui se dirige au travers de notre main.
- Plaçons toute la conscience de l'instant et l'instant même dans cet objet.
- Tout l'instant est dans la tasse.
- Si nous commençons à voir l'objet disparaître ou se déformer, ou bien si nous avons les yeux qui piquent ou que nous voyons en stroboscope, alors nous avons réussi.
- Ça arrive aussi quand nous méditons les yeux ouverts, couchés afin de voir nos pieds, nous verrons nos pieds disparaître.

N'oublions pas les cristaux, les sons fréquentiels, les huiles essentielles, les couleurs, les aliments, les odeurs à hautes fréquences nous aidant à augmenter notre fréquence vibratoire et ainsi accéder à nos dons, notre clairvoyance, ouvrir notre 3e œil, communiquer avec les autres dimensions, accéder aux lignes de temps parallèles, communiquer plus clairement avec nos guides et nos anges, parler la langue des fréquences vibratoires.

Bienvenue en 5D!

Mais le travail d'ascension ne se termine pas là, car il y a 16 dimensions à l'éveil selon certaines canalisations, nous permettant d'accéder à différents dons, différents mondes, différentes dimensions, différents multivers. Ce n'est que la porte principale nous permettant d'accéder à un monde intérieur infini! Notre vraie nature.

« Nous ne sommes pas des humains vivants une expérience d'âme,
Mais une âme vivant une très brève expérience humaine. »

10- Les Pratiques et les outils

Le Yoga

C'est une pratique qui a pour but la libération et qui vise (par la méditation, l'ascèse et les exercices corporels) à réaliser l'unification de l'être humain dans ses aspects : physique, psychique et spirituel.

Qu'est-ce que le Kriya Yoga de Babaji? Le but de la vie est le bonheur, la paix, l'amour, la bienveillance et l'illumination. Ce désir de perfection provient du Soi, l'image de Dieu en l'Homme, cette image parfaite qui cherche à s'exprimer à travers chacun de nous.

Le Kriya Yoga est l'art scientifique de la réalisation de Soi dans les corps physique, vital, mental et spirituel. Cette forme de Yoga est une synthèse des enseignements anciens de 18 Siddhas, ravivée en cette ère moderne par un grand maître de l'Inde, Bbaji Nagaraj.

Il inclut une série de techniques ou de « Kriyas » groupées dans cinq phases ou branches. Paramahamsa Yogananda a enseigné la pratique du Kriya Kundalini Pranayama qui peut accélérer la progression naturelle de conscience Divine dans les êtres humains.

Les 4 voies du Yoga *(réf. Bhagavad-Gita)*

1. **Karma Yoga** : La voie de l'action convient aux personnes qui ont un tempérament actif. Effectuer les actions de manière désintéressée – sans penser au succès ou à la récompense – permet de purifier le cœur et de diminuer l'égo. Le Karma Yoga est le meilleur moyen de se préparer à la méditation silencieuse.

2. **Bhakti Yoga** : La voie de la dévotion est parfaite pour les personnes qui sont de nature émotionnelle. À travers la prière, l'adoration et les rituels, nous pouvons voir le Divin en tant qu'incarnation de l'amour. Les chants de mantras est une partie essentielle du Bhakti Yoga.

3. **Raja Yoga :** La science du contrôle du corps et du mental.

Les asanas (postures physiques) et les pranayamas (exercices de respiration) de le Hâta Yoga sont une partie intégrante de cette voie du Yoga. La pratique principale du Raja Yoga est la méditation silencieuse, où l'énergie physique et mentale sont graduellement transformées en énergie spirituelle.

4. **Jnana Yoga** : Le Yoga de la sagesse ou de la connaissance convient aux personnes de nature intellectuelle. La philosophie du Vendanta enseigne une recherche de Soi analytique de notre vraie nature, avec pour but de reconnaître le Soi Suprême en tant que soi-même et tous les êtres vivants.

Les 5 points du Yoga

1. Les exercices appropriés (**Asana**) : Permettent d'augmenter la flexibilité des articulations, des muscles, des tendons et des ligaments. Les asanas améliorent la circulation du sang et gardent le corps jeune et fort.

2. La respiration correcte (**Pranayama**) : Permet de connecter le corps à ses batteries, le plexus solaire, qui est un immense réservoir d'énergie. La respiration profonde consciente augmente nos réserves d'énergies quotidiennes – ainsi le stress, la dépression et plusieurs autres maladies peuvent être soulagés de cette manière.

3. La relaxation correcte (**Savasana**) : La relaxation profonde travaille sur trois niveaux – physique,

mentale et spirituel- et est la manière la plus naturelle de redynamiser le corps et le mental. Quelques minutes de relaxation yogique vont contrecarrer la fatigue et le stress plus efficacement que quelques heures de repos.

4. L'alimentation saine (**Végétarienne**) : Manger de la nourriture simple, santé et végétarienne qui est facile à digérer aura notablement un effet positif sur le mental et le corps, ainsi que sur l'environnement et les êtres vivants.

5. La pensée positive (**Vendanta**) et la méditation (**Dhyana**) : Ce sont les clés pour la paix du mental. En contrôlant les mouvements du mental, nous pouvons éliminer les pensées négatives.

Le Yoga du Visage

Aide contre les rides et le vieillissement. Je vous rappelle ici que ce recueil n'est qu'un survol et qu'il est de la responsabilité de chacun(e) d'approfondir chaque sujet et d'adapter les différentes techniques à sa propre essence.

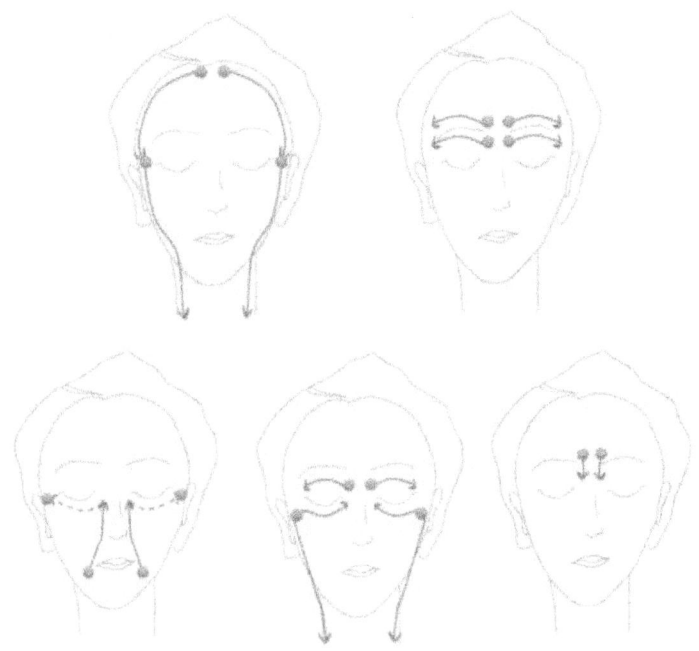

Source image : ostium-cosmetiques.com

La méditation

Du latin « meditare » qui signifie « contempler », la méditation est une pratique qui consiste à entraîner l'esprit afin qu'il se libère des pensées négatives, de faire le vide complet, le silence de l'intellect, revenir au moment présent.

Méditer, c'est donc utiliser certaines techniques de concentration et de relaxation afin de se concentrer sur soi.

C'est une activité de lâcher-prise qui consiste à s'entraîner à maintenir son attention, à accepter les pensées qui défilent sans se laisser captiver par elles. C'est entrer en contact avec son âme, avec « tout l'univers ».

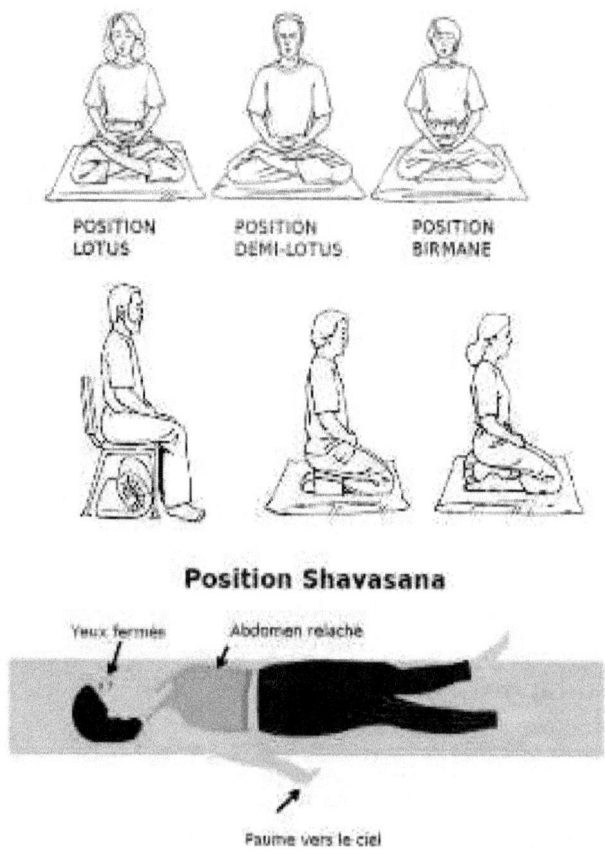

Source images : lacite-du-bienetre.com/

Les types de méditation

- ❖ **Méditation de pleine conscience**

    Elle consiste simplement à porter notre attention au moment présent (ici et maintenant), en soi et autour de soi, de façon volontaire et sans jugement, prendre conscience de nos émotions, de nos pensées et de nos sensations physiques.

    Elle peut être vue comme la base de toutes les formes de méditation; « Être » tout simplement.

- ❖ **Méditation transcendantale**

    Basée sur la tradition védique de l'Inde, la technique (avec mantras) est une technique qui se pratique deux fois 20 minutes par jour. Elle permet d'étendre nos capacités, d'accéder à plus de bien-être et à un calme intérieur profond.

    Il suffit de s'asseoir, de fermer les yeux et de répéter un mantra (des sons, des mots qui ont (ou pas) des significations propres) dans la tête.

    Elle permet à tout être humain d'accéder à des ressources inexploitées liées à l'intelligence, à la créativité, au bonheur, aux dimensions supérieures et à l'énergie.

- ❖ **Vipassana**

Pratique traditionnelle Bouddhiste basée sur l'observation continue de la respiration et des sensations corporelles dans un contexte très structuré. Vipassana signifie « voir les choses vraies » « ou la version pénétrante ».

Sa pratique est basée sur l'attention focalisée de nos cinq sens (la vue, l'ouïe, le goût, l'odorat, le toucher) et sur nos pensées.

C'est une technique de déconditionnement de l'esprit qui se déroule sur 10 jours.

- **Règles à suivre :**

  - ➢ Aucun contact avec le monde extérieur
  - ➢ Pas de lecture, d'écriture, ni d'écran
  - ➢ Aucune activité
  - ➢ Alimentation pure, saine, sans viande ni aliment du règne animal, deux fois par jour

- Silence total

- Les 3 premiers jours sont dédiés à la maîtrise des techniques de respiration.

- Le 4e jour est pour se concentrer sur les sensations physiques et mentales, sans les émotions.

- **Techniques :**

  - **Observation des mouvements de l'abdomen**, des mouvements de l'air à l'origine de ses mouvements.

  - **Observation des idées, des intentions et des pensées** :

    Création de notre mental en rapport à ce qui est vécu. Par exemple, si une représentation imaginaire apparaissait, nous devrions noter mentalement « Imagination »; s'il y a l'intention de faire quelque chose, noter « Intention ».

  - **Observation de la somnolence** : En prendre conscience, l'identifier et l'accepter.

❖ Zazen

C'est une fusion du bouddhisme et du taoïsme qui se pratique en rituels. Elle consiste à s'asseoir sur un petit coussin rond (le zafu), les jambes croisées en lotus ou en demi-lotus. À partir de la taille, le dos se redresse complètement : le corps se tient droit. On pousse la terre avec les genoux et le ciel avec la tête. Le menton est relâché, la nuque est bien droite.

Cette technique permet de ralentir le cœur et faire baisser la tension artérielle. Elle permet d'améliorer la respiration diaphragmatique et ainsi améliorer l'oxygénation du sang.

Intégration de la méditation au quotidien

Formelle : En prenant un temps d'arrêt (en position assise ou debout) pour méditer, observer sans jugement.

Informelle : En portant notre attention sur chaque instant de l'activité quotidienne réalisée. La marche est un bon exemple de pratique informelle.

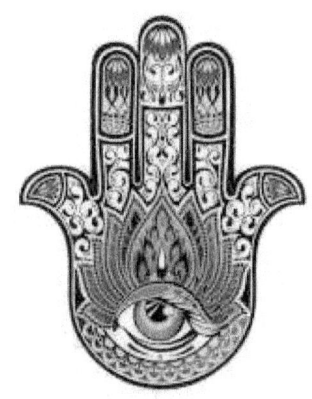

La méthode « STOP » pour mettre en action

S (Stop) Arrêter un instant et fermer les yeux.

T (Take a deep breath) Déposer une main sur le ventre et prendre une grande respiration.

O (Observe) Prendre conscience des pensées, des émotions et des sensations qui sont présentes. Les signes ressentis; ce qui prédomine; ce qui se passe en nous; ramener notre attention sur le moment présent.

P (Proceed) Prendre conscience des éléments acquis, suite à l'exercice réalisé, et mettre en action.

Exemple de Méditation au réveil le matin

Matinale, au réveil, pour la réintégration de notre corps astral, dans notre corps causal et notre corps physique:

Prendre la position du lotus, la colonne bien droite, le périnée contracté vers l'avant étirant notre colonne vers le ciel. Tranquillement, prendre de profondes respirations kundaliniques, du bas du ventre. Sonder tout notre corps pour relâcher toutes tensions apparentes.

Visualiser l'énergie terrestre (rouge-doré) monter des entrailles de la terre pour entrer en nous par la base du coccyx. Visualiser l'énergie de l'univers (bleu-doré) descendre du cosmos pour entrer en nous par notre couronne. Ces énergies s'uniront au chakra Sacrée et continueront de monter le long de notre colonne vertébrale en ouvrant et en purifiant les 7 principaux chakras dans l'ordre du bas vers le haut, comme suit :

- Le Chakra racine, le Chakra sacré, le chakra du plexus solaire, le chakra du cœur, le chakra de la gorge, le chakra du 3e œil et le chakra couronne.

- Ensuite, visualiser des racines partir de nos pieds descendre profondément dans la terre.

- ➢ Pour la suite, nous pouvons :

  - Demander à nos guides, aux Anges ou aux Archanges de nous guider, de répondre à des questions, de nous purifier, de nous guérir, etc…

  - Voyager au travers de notre corps physique interne et le réparer.

  - Méditer sur un sujet, sur notre mission de vie, sur ce qui définit notre essence/notre âme, nos valeurs.

  - Reconnecter avec notre enfant intérieur, lui donner notre amour, reconnecter avec ses fréquences vibratoires du moment, avec son ressenti.

  - Reconnecter avec nos moments de pur bonheur, de magie, de béatitude afin d'instaurer ces ressentis au travers de notre journée.

  - Pratiquer la gratitude, la reconnaissance.

  - Instaurer des protections (autour de nous et de notre logis), comme des dômes, des bulles de hautes fréquences afin de contrer les énergies de basses fréquences.

Notre méditation est limitée seulement par notre intellect, notre imagination...

Respirons, c'est la vie

Nous respirons 12 à 20 fois par minute, ce qui apporte de l'oxygène à nos cellules et élimine le dioxyde de carbone.

La respiration agit sur notre état mental en favorisant la détente et elle stimule notre capacité à apprendre, à nous concentrer et à mémoriser. Elle améliore aussi le système cardio- vasculaire, le foie, le cerveau et les organes reproducteurs, tout en stimulant le système digestif (soulage le syndrome du côlon irritable et la constipation).

D'un point de vue oriental, elle stimule le « Chi » : la circulation de l'énergie vitale.

Respirons en pleine conscience, prenons le temps de respirer, de suivre notre inspiration, son chemin jusque dans nos poumons; visualisons les cellules des poumons capter les particules d'oxygène pour les redistribuer dans les organes de notre corps; visualisons les toxines, " l'impure " sortir de notre corps par notre expiration. C'est le mouvement, le cercle de la vie.

Respirons du haut de notre dos, respirons par le bas du dos, respirons par notre cœur, respirons par notre ventre, respirons en pleine conscience dans le moment présent en se détachant de tout ce qui est.

Il y a plusieurs types de respirations qui sont développées dans « Le Recueil de Connaissances Spirituelles Universelles ».

« L'ancrage, c'est revenir à soi pour vivre en pleine conscience le moment présent et augmenter son potentiel créatif. »

C'est ÊTRE SOI!

« Dans l'acceptation totale de l'Être que vous êtes, avec vos défauts et vos qualités. »

La science de la Radiesthésie, les vibrations

Cette section n'est qu'un survol de cette science aux multiples facettes. Ayant les fréquences vibratoires comme langage, la radiesthésie sera traitée plus en profondeur dans un autre livre afin de pouvoir développer et maîtriser le langage commun qui règne entre les civilisations galactiques et avec tout ce qui EST.

Tout ce qui EST, vibre : la matière, les éléments, les pensées, les émotions, les mots, les concepts. Il est facile d'intellectualiser la vibration; tout est composé d'atomes en mouvement plus ou moins rapides, plus ou moins denses. Un amalgame complexe dans certains cas, simple dans d'autres.

Tout est en mouvement perpétuel, ces mouvements peuvent se mesurer en fréquence vibratoire. Selon différentes tables de mesures, telle celle de Bovin, qui se chiffre de 0 à 1000 Hz. On dit que Jésus vibrait autour de 600 à 700 Hz. La grande majorité des humains se situent entre 100 Hz et 200 Hz, les êtres éveillés s'y situent entre 200 Hz et 300 Hz, les Maîtres évoluent au-dessus de 400 Hz. La maladie **ne** peut se développer dans un corps vibrant au-dessus de 200Hz.

Habitudes pour augmenter notre niveau vibratoire

Le moment est venu pour nous d'élever nos forces vibratoires. Découvrons ces moyens puissants de manifester notre propre positivité, notre lumière, notre amour.

Une vibration est un état d'être, l'atmosphère ou la

qualité énergétique d'une personne, d'un lieu, d'une pensée ou d'une chose. Une grande partie de la compréhension des vibrations est intuitive – nous pouvons définir l'énergie d'une personne lorsqu'elle entre dans une pièce, par exemple.

Alors que certaines personnes nous font nous approcher d'elles, d'autres nous donnent envie de garder nos distances. Si nous voyons un reportage déprimant et violent, il se peut fort bien que nous ressentions une sensation de lourdeur dans notre estomac. À l'opposé, si nous voyons un chiot faire des câlins avec un bébé, alors nous sentirons plutôt une chaleur à l'intérieur.

Nous avons entendu maintes et maintes fois que tout ce que nous offrons au monde nous reviendra, comme le dicte la loi de l'attraction. Le semblable attire le semblable. Cette loi de l'univers dit que nous sommes responsables de notre vie et que nous pouvons manifester des changements en fonction de la façon dont nous vibrons.

Tout dans l'univers est composé de molécules vibrantes à des vitesses différentes. Cela inclut les arbres, les corps, les rochers, les animaux, les sons, les couleurs, les pensées et les émotions. Les vibrations humaines sont composées de tout, de la matière physique à la façon dont nous communiquons les pensées que nous avons. En termes simples, certaines molécules vibrent plus vite et d'autres plus lentement; il y a des vibrations plus élevées et des vibrations plus faibles.

Lorsque nous vibrons à un niveau supérieur, nous nous sentons plus légers, plus heureux et plus à l'aise, tandis que les vibrations inférieures sont lourdes, sombres et confuses.

Presque toutes les traditions spirituelles montrent la voie vers des domaines de conscience supérieure, et des études scientifiques (comme celle de l'auteur de la recherche sur la conscience et la spiritualité, le Dr. David Hawkins) ont même quantifié les vibrations de différents états d'être pour créer une échelle de conscience.

a. Apprenons à développer l'esprit d'auto observation : surveillons nos émotions dès que nous en avons une et acceptons-la en lui donnant le droit d'être. Si nous ne nous sentons pas bien, c'est que nous pensons à ce que nous ne voulons pas, et non à ce que nous voulons.

b. Surveillons notre alimentation : varions, mangeons plus sain, plus bio, plus cru, coloré et frais.

c. Si notre médecin ne nous a rien prescrit, ne prenons pas trop de médicaments, ils diminuent les fréquences vibratoires, même une aspirine. Priorisons les thérapies naturelles, comme : l'acupuncture, l'homéopathie, les fleurs de Bach, l'ostéopathie, le Shiatsu, etc.

d. Faisons de l'exercice, de préférence plusieurs fois par semaine : marchons (au soleil c'est mieux), faisons du vélo, nageons, courons, pratiquons des arts, tels que : le Yoga, le Qi Gong, le Tai Chi, le stretching, etc. Nous pouvons aussi faire du mini-trampoline, ce qui active la lymphe (drainage des fluides dans le corps).

e. Faisons régulièrement des méthodes de détoxination : drainage lymphatique, nettoyage du côlon, diète, cure de fruits, jeûnes, etc.

f. Faisons la technique de la « Table d'inversion », cela facilite, entre autres, l'oxygénation du cerveau.

g. Lisons chaque jour (même si ce n'est qu'une page par jour) des livres qui élèvent l'état de conscience : biographie de personnes célèbres ayant réussi de hauts succès ou à grande valeur spirituelle. Livres sur la pensée positive, la loi de l'attraction, les thérapies naturelles, etc.

h. Fréquentons des groupes spirituels ou des personnes travaillant les mêmes choses que nous. Il est nécessaire de travailler « de personne à personne » en rencontrant des gens dans des réunions, des stages, des séminaires, des ateliers, des formations, des groupes privés, des cafés/restaurants, etc.

i. Écoutons notre musique favorite le plus souvent possible ou toute autre musique qui élève notre état d'esprit et nous redonne le moral et la joie de vivre.

j. Serrons des personnes dans nos bras : ce geste augmente nos vibrations, alors faites-le dès que cela est possible et sans aucune limitation.

k. Regardons des émissions ou des films drôles : le rire est bon pour élever nos vibrations, et de plus, cela apporte immédiatement de la détente.

l. Écoutons des pistes audios : sur le développement personnel, la pensée positive, la loi d'attraction, la philosophie, etc. N'importe où, même dans notre voiture en conduisant, plusieurs fois par semaine si possible.

m. Sourions le plus souvent possible : les grimaces que font certaines personnes en disent long sur ce qu'elles vivent et de ce qu'elles sont en train d'émettre...

n. Prenons : des massages, des soins corporels, des saunas, des bains de vapeur, des bains de sel d'Epsom.

o. Prenons un animal domestique et jouons avec lui.

p. Créons des choses avec nos mains : peignons, dessinons, écrivons ou faisons quelque chose d'artisanal, de créatif avec nos mains.

q. Dansons : même chez nous, mettons de la musique et dansons seul.

r. Chantons : même sous la douche ou seul chez nous.

s. Cuisinons (ou crusinons) : soit pour reproduire des recettes, soit pour en créer.

t. Jouons de la musique.

u. Procurons-nous un éliminateur de chaos électromagnétique.

v. Cultivons un jardin : énergie tellurique très puissante pour augmenter nos fréquences vibratoires.

w. Faisons un cahier de désirs et des rêves.

> Cahier de désirs : marquons tous nos désirs les plus fous dès que nous en avons un et relisons notre liste tous les jours. Cahier des rêves : copions et collons toutes les images représentant ce que nous souhaitons et regardons- les tous les jours.

x. Faisons-nous, au minimum, un compliment par jour avec «JE SUIS», puis tâchons progressivement d'arriver jusqu'à 10 compliments par jour.

y. La Gratitude : prenons la bonne habitude de REMERCIER. Remercions : le matin juste avant de nous lever, de tout ce que nous possédons déjà (ainsi que le soir avant de nous endormir), de tout ce que nous avons reçu dans la journée.

Les fréquences vibratoires de guérison

174 Hz – Facilite le sentiment d'ancrage et d'enracinement, réduit la douleur physique, apporte un sentiment de sécurité, d'amour et de sérénité.

285 Hz – Redynamise le système, participe à la régénération de l'énergie, aide à la restructuration et l'élimination des cellules mortes.

396 Hz – Aide à la libération des sentiments de culpabilité et de peur, contribue à la conscientisation de nos blocages.

417 Hz – Transmute les expériences traumatisantes, accompagne vers le changement, dénoue les difficultés, transforme les épreuves « négatives ».

432 Hz – C'est la fréquence de la terre, aussi appelée

« Harmonie Terrestre ». En conséquence, la musique produite à cette fréquence s'harmonise plus facilement avec la terre et son environnement. C'est également la fréquence de résonance de l'eau. Elle réduit le stress et l'anxiété, augmente la sensation de bien-être, développe notre intuition et notre créativité.

À l'inverse, la musique de 440 Hz n'est pas en harmonie, elle pourrait avoir des effets néfastes sur notre perception du monde et nous ramener au mental. C'est l'Angleterre, en 1939, qui a décrété que la musique serait de 440Hz et non plus de 432 Hz comme elle l'était...

528 Hz – Répare l'ADN, clarifie l'esprit, amène la paix intérieure, est en lien étroit avec le nombre d'or, stimule l'intuition, la concentration et l'imagination.

639 Hz – Harmonise nos relations sociales, apaise nos conflits, améliore la communication et augmente l'amour, la compréhension et la tolérance.

741 Hz – Amène vers l'éveil et augmente l'intuition, élimine les toxines, aide à résoudre les différents types de conflits, développe l'expression de soi.

852 Hz – Amène la vérité et lève le voile sur les illusions, restaure l'ordre spirituel, provoque l'amour inconditionnel, transforme les cellules vers un niveau supérieur.

963 Hz – Apporte un sentiment d'unité, de reconnexion à l'univers et à la lumière, aide à exprimer notre vérité et notre vraie nature.

Outils pour aider à garder notre fréquence vibratoire élevée

- Minéraux/cristaux, telle la Sélénite.

- Les huiles essentielles, telle La Rose de Damas (pure à 100 % – autour de 320Hz).

- Se connecter à/se rappeler des moments marqués de

hautes vibrations d'amour, d'émerveillement, de béatitude, etc.

- L'utilisation d'encens spécialisés, comme ceux ayant des propriétés particulières : méditation, harmonie, yoga, concentration, clairvoyance, etc.

- Musique selon leurs fréquences et nos besoins du moment.

- Bains de sels et minéraux (spa, sauna, cours d'eau, nature (la plus sauvage, la moins altérée par l'homme, pour les plus hautes fréquences vibratoires)).

- Bougies et lampions.

- Se nourrir d'aliments à hautes fréquences.

- Médecines de la terre, que la matrice qualifie de "drogues" pour nous déprogrammer la connotation négative.

Les guides et protecteurs spirituels

Un guide spirituel est une entité qui veille sur nous, nous souffle des indices, nous conseille et nous soutient lorsque le chemin se complique.

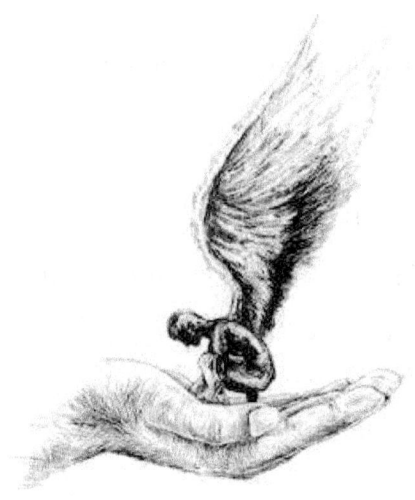

Nous pouvons aussi les contacter avec des questions précises, pour des prises de décision, du réconfort, des guérisons, etc…

Les Anges peuvent nous aider au quotidien, Physiquement, spirituellement et émotionnellement.

Signes qu'ils sont présents :

- Orbes captés avec l'appareil photo

- Les chansons / la musique, par les messages qu'elles véhiculent, les émotions qu'elles éveillent.

- Les odeurs spéciales dans des moments étranges ou hors-contexte, pour reconnecter avec des souvenirs, qui nous poussent à lâcher prise, à prendre une décision.

- Les mots au travers de matériels écrits qui éveillent nos émotions pour nous communiquer un message, répondre à nos questionnements.

- Les contacts subtils sous forme de douces / légères caresses, de poussées ou de tirées pour nous éviter un accident.

- Les rêves transmettent des messages : le rêve est un des outils préférés des guides, donc, posons nos questions avant de se coucher. Il est important de garder un papier et un stylo à côté de notre lit pour pouvoir noter avant d'oublier.

- Les pièces de monnaie trouvées à des endroits

insolites afin de nous remonter le moral.

- Les plumes blanches sont aussi des cadeaux, des cartes de visite pour nous rappeler que nous ne sommes jamais seuls.

- Les arcs-en-ciel sont le signe que nos guides prennent les choses en main, ils sont des cadeaux d'encouragement.

Certains peuvent les contacter par le biais de l'écriture, de la création artistique, de leurs animaux domestiques, etc.

Nous sommes tous uniques et chacun d'entre nous est différent et expérimente des connexions différentes avec leurs guides. Il n'appartient qu'à chacun de nous de les découvrir.

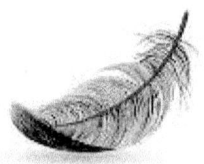

« Il y a deux étapes pour expérimenter les signes : premièrement, y croire et,

deuxièmement, les remarquer.

Les types de guides spirituels

A- **L'Animal Totem :** Le chamanisme est répandu sur toute la planète. L'existence d'un lien subtil entre un individu et un animal semble indissociable de la spiritualité humaine. L'objectif de se lier à notre animal totem est de bénéficier de sa médecine et d'apprendre à mieux se connaître au travers de celui-ci au moyen de sa vibration.

B- **L'Ange Gardien :** La notion « d'Ange Gardien » vient du catholicisme. Ils sont célébrés le 2 octobre. Auparavant, nous les nommions « Génie Familier ». Platon, Socrate, De Vinci, Tesla mentionnent leur manifestation sous la forme d'une voix, d'un ressenti. Il était choisi par l'âme elle-même avant l'incarnation, pour aider le mortel à accomplir sa destinée. Il peut être contacté en état méditatif.

C- **Les Archanges :** Ils sont des « Anges Supérieurs », superviseurs des Anges et messagers privilégiés. Ils peuvent même s'incarner temporairement dans la matière pour de brèves missions. Ils agissent pour le bien du l'humanité entière en apportant un bienfait spécifique à tous ceux qui le demandent par la méditation.

D- L'Être de lumière ou multidimensionnel : C'est lorsqu'un humain sert de canal de communication pour des êtres d'autres dimensions qui n'ont jamais été incarnés sur Terre. Ces êtres œuvres à éclairer le chemin et l'élévation de l'humanité.

E- Le Maître ascensionné : Ce sont des âmes ayants réalisés leur éveil, s'étant débarrassés de leur égo et, à leur mort, ne reviendront plus sur terre. Ils peuvent choisir à ce moment de s'adresser aux humains afin de les guider sur leur chemin.

F- Nos proches défunts : Le spiritisme est une pratique qui consiste à communiquer avec les morts par divers moyens.

G- Nos ancêtres lointains : Rebranchons-nous à nos racines.

H- Les Esprit de la nature : De l'Eau, de la Terre, du Feu, de l'Air, d'une montagne, de la rose, de l'olivier, de l'améthyste, de l'obsidienne, de l'Esprit du Nord, de l'Est... Fées Celtiques, Elfes et Gnomes scandinaves, Nymphes Grecques. Ces esprits de la nature invisibles pour la plupart d'entre nous, mais nous pouvons sentir leur présence et en capter leurs enseignements.

I- **La voix de notre intuition :** C'est le sentiment d'évidence que l'on ressent sur un sujet ou une possibilité. Notre première impression dénuée de toute logique, c'est la petite voix qui fait partie de nous, qui nous connaît mieux que nous-même, elle vient de notre inconscient. Nos décisions seraient plus alignées, car l'intuition est une boussole intérieure, la guidance de l'inconscient au service de notre accomplissement le plus juste.

J- **Notre Conscience Supérieure/Moi Supérieur :** Il existe en nous une entité plus élevée, plus complète, qui englobe tout ce que nous sommes et qui est reliée à plus grand que nous. Ses messages proviennent du noyau sage, authentique et illimité de nous-même. Notre propre guidance. En prendre conscience est l'accomplissement ultime de notre vie.

La Persona : Notre part sociale que l'on montre au monde.

L'Ombre : Notre part primitive et inexplorée.

L'Animus : La part féminine de l'homme et d'autres archétypes qui nous constituent font partie d'un grand tout.

Le Soi : C'est l'essence dont nous pouvons prendre conscience par l'introspection. Il est connecté à l'inconscient collectif, ce qui nous offre une guidance très fine sur notre chemin de vie.

K- **Les Divinités et les Dieux :** Entendre la voix de « Dieu », ou des prophètes, reliés aux religions et aux croyances : Islam, Judaïsme, Christianisme, Bouddhisme, Hindouisme

= Ganesh (lève les obstacles), Zoroastrisme, etc. Athéna = Sagesse, Freya = déesse nordique de l'amour, Cernunnos = dieu de la fertilité Celte, La Lune, La Terre, Le Soleil, etc.

L- **Les messages du corps :** En plus d'être le véhicule de l'âme et le compagnon de route de l'esprit, l'écrin du cœur, il est un excellent guide spirituel. Chaque chakra est associé à des fonctions particulières, énergétiques et spirituelles. L'harmonisation des chakras est l'aboutissement du cheminement vers l'éveil selon le **Kundalini Yoga**.

La **médecine traditionnelle chinoise** associe aux organes des fonctions émotionnelles et spirituelles : Le foie = la colère/joie, les poumons = la tristesse/allégresse, les reins = la peur/confiance.

En Occident, le **décodage biologique** étudie le sens émotionnel des maladies. La **kinésiologie** étudie les réponses subtiles du corps et l'**homéopathie** associe les symptômes corporels à des types de personnalité.

Guides et Anges

Guides :

- Leur rôle principal est de nous apporter de la guidance

- Nous pouvons avoir plusieurs guides, ils vont et viennent tout au long de notre vie

- Ils ont déjà été réincarnés sur terre

- Ils n'ont pas besoin de notre permission pour nous aider

- Ils peuvent être un de nos défunts

- Ils peuvent changer à différentes périodes de notre vie en fonction du genre de guidance dont nous avons besoin

Anges :

- Leur rôle principal est de nous garder en sécurité

- Tout le monde a au moins un ange à ses côtés

- Les anges n'ont jamais été réincarnés sur terre.

- Les anges ont besoin de notre permission pour nous

aider

- Ils ne peuvent pas être un défunt

- Ils ne nous quitteront jamais, ils seront toujours avec nous

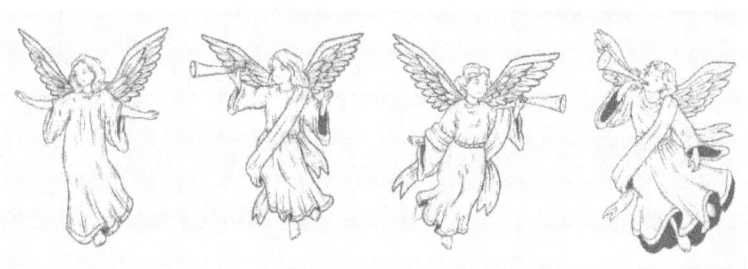

Mantras

Le mantra est originaire de la langue sanskrite qui signifie presque littéralement « protection par la pensée ». Ils sont des instruments de l'esprit.

1. Le Mantra « ***OM MANI PADME HUM*** » vient du bouddhisme et est lié au *Bodhisattva de la compassion*. C'est l'un des principaux mantras utilisés par les bouddhistes et il est chanté plusieurs fois pour invoquer les sentiments de compassion et d'amour.

2. « OM NAMAH SHIVAYA »

Le mantra Om Namah Shivaya est dédié au Seigneur Shiva et est l'un des mantras les plus puissants de l'hindouisme. Répéter ce mantra encore et encore conduit à un mode transcendantal ou à un état de pure concentration.

Il n'y a rien de plus supérieur à la conscience universelle, et encore une fois, ce puissant mantra reconnaît qu'en tant que bassin collectif, tout est un, et donc, s'incliner devant le soi intérieur signifie l'accepter comme une partie de la conscience collective.

3. OM GUM GANAPATAYEI NAMAH »

Atteindre la concentration et éliminer tout obstacle. Il est utilisé par les yogis pour les aider dans leur voyage spirituel.

Sa signification est très claire et est contenue dans les mots eux-mêmes – « *Salutations à celui qui élimine les obstacles* ». Il nous donne l'énergie nécessaire pour dépasser les obstacles perçus et représente la pleine volonté de le faire.

4. « LOKAH SAMASTAH SUKHINO BHAVANTU »

C'est une ancienne prière sanskrite souvent récitée à la fin d'une pratique de yoga. Sa signification est très belle :

« Que tous les êtres, où qu'ils soient, soient heureux et libres, et que les pensées, les paroles et les actions de ma propre vie contribuent d'une certaine manière à ce bonheur et à cette liberté pour tous. »

Cette prière nous éloigne de notre moi égoïste, nous aide à rayonner de l'énergie positive et de l'amour vers tous les êtres et à ressentir, à notre tour, cette énergie positive en nous.

5. « TAYATA OM BEKANZE »

Ce mantra est populairement connu comme **le mantra du Bouddha de la Médecine,** car il guérit notre douleur et notre souffrance. Il élimine la douleur de la mort et de la renaissance et tous nos problèmes de la vie quotidienne.

Lorsque l'esprit est apaisé, aucune maladie ne peut affecter le corps. Car le corps, l'esprit et l'âme s'alignent pour fonctionner de manière optimale, ce qui augmente notre immunité.

6. « OM VASUDHARE SVAHA »

Également connu sous le nom de **mantra bouddhiste de l'argent**, il s'agit d'une prière adressée au bodhisattva de l'abondance, Vasudhara. Chantons ce puissant mantra de manière répétée pour obtenir l'abondance en matière de santé, de richesse ou de vie.

7. « GAYATRI » MANTRA

Le Gayatri Mantra remonte au Rig Veda. Il s'agit d'une prière universelle qui exprime la gratitude envers le Dieu Soleil et nous incite également à être reconnaissant pour la vie que nous vivons. Tous les matins, chantons ce mantra qui transforme la vie, autant de fois que nous le pouvons, pour nous sentir allégés d'une certaine manière.

8. « EHI VIDHI HOI NAATH HIT MORAA »

C'est **le mantra de la réussite** et pour connaître le chemin de la réussite, chantons ce puissant mantra quotidiennement de manière répétée. Chantons-le avec foi et respect pour les opportunités qui se présenteront à nous.

9. « *OM A RA PA CA NA DHIH* »

Ce puissant mantra est dédié au Bodhisattva Manjushri qui représente la sagesse. En chantant ce mantra qui transforme la vie, nous augmenterons nos capacités d'apprentissage. Plus ce mantra sera chanté, plus il apportera de bienfaits.

Mudra

Ce sont des positions puissantes de nos doigts qui, selon leur positionnement, nous apportent un bienfait. La plus répandue et utilisée est de relier seulement les extrémités de tous les doigts de nos mains.

Si nous voulons l'utiliser comme un outil pour réaliser nos désirs, nous devons créer une image mentale de ce que nous voulons tout en exécutant cette mudra.

❖ **Le Kalesvara Mudra**

Cette mudra nous permet de former et de contrôler notre esprit. Son bénéfice premier est de calmer l'anxiété et de guérir des addictions ou des traits de caractères non-voulus. Il améliore la mémoire et la concentration.

Comment le former :

Les bouts du majeur et du pouce se touchent, alors que l'index, l'auriculaire et l'annulaire sont repliés vers la paume de la main de façon à ce que nos jointures se touchent. Pointons les pouces vers notre thorax/sternum avec nos coudes en dehors sur les côtés. Plaçons une intention positive et concentrons-nous sur cette intention.

- ❖ **L'Akini Mudra**

De nombreuses personnes effectuent inconsciemment cette Mudra lorsqu'elles pensent à quelque chose ou se détendent.

Ce qu'elles ne savent pas, c'est qu'elles effectuent l'une des Mudras les plus puissantes pour exploiter l'énergie et le pouvoir qui existent dans notre sixième chakra, aussi traditionnellement connue sous le nom de « Troisième œil ».

Faire cette Mudra pendant quelques minutes chaque jour peut nous aider à équilibrer notre énergie.

Si nous y réfléchissons un peu, nous découvrirons certainement que nous avons déjà fait cette mudra à un moment donné. Peut-être quand nous écoutions quelqu'un, peut-être quand nous réfléchissions. Ce n'était peut-être pas exactement la même chose, mais probablement très similaire.

Désormais, nous savons qu'il s'agit d'une mudra très puissante dont la fonction principale est de concentrer notre énergie et d'aider nos souhaits à se réaliser. En outre, elle est également très utile en cas de confusion ou de désespoir, car elle nous aide à faire le vide dans notre esprit et à clarifier nos idées et nos sentiments.

Il s'agit d'une « Mudra de salut », dans le sens où, en l'exécutant à un moment critique, elle aide à mieux gérer ce moment. C'est pourquoi elle devrait toujours figurer dans la « trousse de secours » de mudras.

❖ **Le Chin Mudra :**

Il appelle à la compréhension de soi, mais pas que ça, il invite également à la concentration et permet la Connaissance de Soi, qui est différente de la Compréhension de Soi. La Compréhension de Soi est, par exemple, la compréhension de sa personnalité, comprendre comment notre cerveau fonctionne, la compréhension de notre âme.

La Connaissance de Soi est plutôt la prise de conscience de nos capacités et nos missions de vie. Ou encore, prendre conscience des mensonges que l'on se fait à soi-même, comme un défaut par exemple, pour pouvoir travailler dessus.

Le Geste :

Posons nos mains sur nos genoux, joignons l'index et le pouce, tournons nos paumes de main en direction de la terre, si possible, le reste des doigts doivent être tendus vers l'avant. Si nous n'y arrivons pas, nous pouvons reproduire la photo illustrée un peu plus loin. Les paumes de main tournées en direction du ciel appellent à la Compréhension et la Connaissance de l'Univers.

Les Bienfaits :

Il apporte la sagesse, permet une meilleure circulation de l'énergie dans le corps et d'atteindre l'équilibre en Soi. Il calme et apaise, améliore la concentration et développe la perception. Le Chi Mudra peut être pratiqué en lotus, assis sur une chaise ou même allongé. Le mieux reste le Lotus, car cette posture représente la géométrie sacrée, ce qui nous permet d'être alignés avec l'Univers.

Le Kamayaji Mudra

La Mudra de la victoire sur les désirs excessifs.

En appuyant sur l'ongle du pouce avec l'annulaire, cette Mudra réduit l'élément feu (un excès de chaleur dans le corps qui peut, par exemple, engendrer colère et fureur) pour orienter notre énergie dans des directions plus saines et plus créatives. Cette Mudra sert ainsi à maîtriser la modération de chaque chose.

Le Kamayaji Mudra aide donc également à lutter contre toutes les formes d'addictions (alcool, jeux, drogues, nourriture, tabac, envies sexuelles, etc.).

Comment le former

Appuyons avec l'index sur l'ongle du pouce de la même main, les autres doigts sont détendus et légèrement repliés.

*Lorsque nous guérissons un traumatisme,
nous guérissons le système nerveux.*

*Lorsque nous guérissons le système nerveux,
nous guérissons le corps émotionnel.*

*Lorsque nous guérissons le corps émotionnel,
nous guérissons le corps psychique (empathie).*

*Lorsque nous guérissons le corps psychique,
nous guérissons la vibration.*

Une fois que la vibration est guérie, les réalités changent.

Sydney Campos

Dans la vie,

À partir du moment où tu t'es prouvé à toi-même que tu avais de la valeur, tu ne dois plus rien à personne.

À partir du moment où tu prends confiance en toi et que tu sais ce que tu vaux, tu n'as plus rien à prouver aux autres.

Les gens peuvent bien penser ce qu'ils veulent, ça n'a

plus aucune importance, parce que tu sais qui tu ES.

Vis par l'amour, avec le cœur et avec bienveillance, à chaque moment, présent en pleine conscience de qui tu Es, de ce qui a été, de ce qui est et de ce qui sera, dans le détachement, avec gratitude, humilité, curiosité, émerveillement ou en totale béatitude.

Nous avons un peu de tout ce qui se retrouve dans l'univers en nous, interreliés, nous ne faisons qu'un!
Donc, par nos pensées, nos actions et notre vibration, nous affectons le tout, telle l'onde créée par le lancer d'un caillou sur le lac. Et ce, peu importe que ce soit guidé par nos peurs et nos blessures, ou guidé par notre âme, notre essence pure originelle, qui n'est qu'amour, bonté et bienveillance.

Nous sommes entièrement responsables de notre propre vie. Nous ne pouvons rien laisser d'extérieur influencer le cours de notre aventure, si ce n'est pas en accord avec notre âme, nos valeurs.

*Ce recueil n'est qu'une partie du savoir, de la connaissance, de la sagesse qui est accessible à tous et chacun selon **votre** perception, **votre** vision, **votre** compréhension, **votre** essence originelle.*

*Elle vous est accessible en tout temps à **l'intérieur** de vous, ces savoirs, ces connaissances et ces sagesses collectives adaptés selon votre essence propre et unique.*

*Il n'en tient qu'à vous de partir à la recherche de toutes les subtilités de **votre âme/ votre essence originelle**, les valeurs qui la définissent ici dans la matière et tout simplement les rayonner au travers de vos expressions, vos paroles ou vos motivations de tout instant.*

Au début de la re-naissance, il est bien plus difficile de rester intègre face à soi-même. Cela demande beaucoup de courage, d'humilité, de lâcher-prise avec la rigueur et la constance du soldat.

Donc, au fil de la route, vous matérialisez votre essence ici dans la matière en créant la vie que vous rêvez.

Expression pure de notre Soi profond originel s'exprimant au sein du Jardin d'Éden.

Finalement, il n'en tient qu'à vous d'imaginer et d'accomplir votre propre cursus d'apprentissage de la vie/ l'expérience dans la matière.

Namaste

« Mon âme salue ton âme »

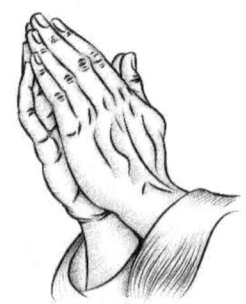

Source image : freepik.com

Je suis un vagabond vivant de la bonté de Gaïa et de ses habitants, « *Le Fantôme Dans La Lumière* » / « *The Ghost In The Light* », sans identité propre, je suis chacun de nous, œuvrant pour le plus grand bien, je suis partout et nulle part à la fois, je ne suis que l'action créatrice silencieuse dans la matière guidée par le divin. Je n'ai aucun besoin, autre que de nourrir mon corps, mon esprit et mon âme afin d'Être la meilleure version de mon essence, de mon âme.

Afin de subsister et de garder sa pureté, aucun lac ou territoire ne devrait être développé ou exploité par l'humain à plus de 25%. 40% du territoire, de la planète ne devrait jamais être foulé par l'humain et 35% utilisé seulement à des fins d'observation, d'inspiration ou de contemplation.

Source image : fr.freepik.com

Seul l'égo dans la matière a besoin de posséder, alors que rien ne nous appartient, nous ne sommes que des âmes voyageuses accueillies par ce monde qui nous est prêté le moment d'une « vie/expérience humaine ».

Notre fondation recueille les dons sous forme de transferts, de dons d'héritage, de dons de biens, de dons de propriétés qui seront retournées à Gaïa pour sa sauvegarde et sa pérennité, car toutes ces possessions matérielles, elles ne peuvent vous suivre dans la suite de votre voyage, mais elles peuvent contribuer au bien commun protégé de l'humainerie. L'histoire démontre que la très grande majorité des héritiers dilapide les fortunes dans des futilités égoïste contre Gaïa, elle-même.

Les Éditions Boréalis
Fondation Boréalis
Les Centres de Bien-être Boréalis

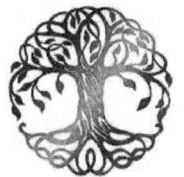

www.editionsdallgaia.com

www.ingramcontent.com/pod-product-compliance
Lightning Source LLC
Chambersburg PA
CBHW071303110526
44591CB00010B/762